GUIDE PRATIQUE

DES MALADES

AUX EAUX DE VALS

COMPRENANT

L'examen des Propriétés médicales des Eaux,

leur mode d'action ; l'étude des maladies qui s'y rattachent ;

l'hygiène et le régime à suivre pendant

et après le traitement,

OUVRAGE INDISPENSABLE AUX BUVEURS.

PAR LE Dr TOURRETTE,

Médecin consultant à Vals, (Ardèche),

Propriétaire et Rédacteur en chef du Journal : *Vals et ses Eaux.*

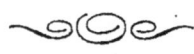

TROISIÈME ÉDITION

Revue et considérablement augmentée.

PRIX : **1 FR. 50** C.

AUBENAS,

CHEYNET, IMPRIMEUR, PLACE DE L'ÉGLISE.

1862.

GUIDE PRATIQUE

DES MALADES

AUX EAUX DE VALS

COMPRENANT

L'examen des Propriétés médicales des Eaux,

leur mode d'action ; l'étude des maladies qui s'y rattachent ;

l'hygiène et le régime à suivre pendant

et après le traitement,

OUVRAGE INDISPENSABLE AUX BUVEURS.

PAR LE Dr TOURRETTE,

Médecin consultant à Vals, (Ardèche),

Propriétaire et Rédacteur en chef du Journal : *Vals et ses Eaux.*

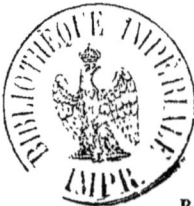

TROISIEME ÉDITION

Revue et considérablement augmentée.

PRIX : **1 FR. 50 c.**

AUBENAS,

CHEYNET, IMPRIMEUR, PLACE DE L'ÉGLISE.

1861.

1862

GUIDE PRATIQUE

DES MALADES

AUX EAUX DE VALS.

HISTORIQUE.

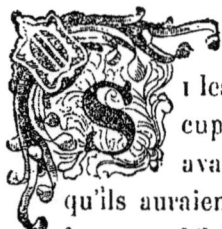

S i les Romains, dont les phalanges victorieuses occupèrent, pendant près de cinq cents ans notre pays, avaient connu nos Eaux minérales, il est probable qu'ils auraient élevé à nos fontaines un monument, dont les fastueux débris, attesteraient encore leur domination. Les Romains, en effet, ne possédaient pas seulement la force qui soumet, ils avaient encore l'intelligence civilisatrice qui conserve, et, une fois maîtres d'une contrée, ils construisaient, partout où ils trouvaient des Eaux minérales, des établissements imposants qui annonçaient aux vaincus qu'ils prenaient à jamais possession du sol.

Avant le 16me siècle, notre pays, aujourd'hui si riant, si fertile et sillonné par tant de voies de communication, était aride, inculte, d'un accès difficile, couvert de forêts, de débris de volcans. Dans cet état de choses, la culture n'était guère possible. Aussi les habitants de cette malheureuse contrée, ignorants et superstitieux, se livraient à la chasse et élevaient avec peine quelques rares et maigres troupeaux. On peut juger, par les travaux qui se sont accomplis depuis, quelle persévérante patience il a fallu à la main laborieuse et intelligente du paysan Ardéchois pour effectuer toutes ces merveilles d'agriculture que les étrangers ne peuvent se lasser d'admirer. Il n'est donc pas étonnant que nos Eaux, qui sourdent précisément sur les bords d'un torrent considérable et rapide, n'aient pas été connues des Romains et des habitants même de nos contrées, dans ces temps d'incessantes dévastations, d'ignorance et de profondes misères.

Suivant une tradition transmise et perpétuée, un nommé Brun, pêcheur de profession, découvrit la Marie et la Marquise en 1602. Atteint, deux ans après, d'une maladie, dont on nous laisse ignorer la nature, Brun eut recours aux Eaux de ces deux sources. Sous leur salutaire influence, Brun fut soulagé et bientôt guéri. Ce fut là, dit-on, l'origine de la faveur toujours croissante dont jouissent nos Eaux depuis cette époque reculée.

En 1609, un illustre et savant Président du Parlement de Grenoble, Claude Expilly qui, un an avant, avait subi l'opération de la *taille*, craignant la reproduction de son affection calculeuse, se rendit à Vals. Les Eaux de la Marie et de la Marquise lui firent rendre plusieurs petits graviers. Pour payer à nos Eaux, qui l'avaient guéri, d'une manière aussi prompte que radicale, le tribut de sa reconnaissance, Expilly fit imprimer une notice et quelques pièces de vers, dans lesquelles il exagère sans doute l'efficacité de nos Eaux, mais qui prouvent qu'à cette époque, déjà bien loin de nous, nos fontaines jouissaient de la réputation, bien méritée depuis, de guérir la gravelle.

En 1639, un Pharmacien d'Aubenas, Jacques Reynet, publia un opuscule sur les Eaux de Vals. On connaissait alors deux sources nouvelles : la St-Jean et la Dominique. Cette brochure, assure M. Brun, de Montelimar, est écrite d'une manière inintelligible.

En 1657, le Docteur Fabre fit paraître le premier travail sérieux qu'on ait fait sur nos Eaux. On connaissait à cette époque une source de plus : la Madeleine. L'ouvrage du Docteur Fabre contient des observations fort justes et des aperçus ingénieux ou pleins d'originalité.

MM. Bonniface et Madier ont fait imprimer, vers la fin du siècle dernier, des monographies sur les Eaux de Vals. Je regrette de n'avoir pu me procurer un exemplaire de ces deux ouvrages qu'on assure être parfaitement faits pour cette époque.

En 1845, M. Alphonse Dupasquier, médecin habile, autant que chimiste distingué, par suite de l'analyse de l'eau de la Chloé, fit paraître une notice chimique, médicale et topographique comme savait les faire ce professeur, dont la plume élégante et facile devrait servir de modèle à tous ceux qui écrivent sur les Eaux minérales.

Frappé à mon arrivée à Vals, en 1852, de la manière incomplète et peu rationnelle avec laquelle la plupart des malades prenaient nos Eaux, je crus utile de tracer, dans un résumé simple, clair, précis, sobre de termes scientifiques, les règles à suivre pour seconder l'effet de cet agent thérapeutique, convaincu que j'étais que si de nos jours on n'obtient pas des résultats aussi favorables, aussi décisifs qu'autrefois, c'est qu'on ne veut pas, ou qu'on ne sait pas, se soumettre aux privations et aux précautions minutieuses qu'exige impérieusement tout traitement hydro-minéral.

Travailleur obscur, mais ouvrier de bonne volonté, je viens ouvrir un troisième petit sillon dans cette terre de mon choix, à la culture de laquelle je veux consacrer tout ce qui me reste de force et d'intelligence ; ne désirant pour toute récompense que la douce satisfaction de concourir à mieux faire connaître nos fontaines, dans l'espoir de leur voir prendre un jour le rang distingué qu'elles méritent d'occuper près de leurs rivales préférées.

Comme M. Barthez, je répondrai à ceux qui me blâmeraient d'avoir entrepris une tâche au-dessus de mes forces : « Le travail que je présente est loin d'être parfait, je le suis, mais si, malgré cet aveu, qui n'est pas celui d'une fausse modestie, il se trouvait encore des esprits disposés à le critiquer, je leur dirais que l'art de guérir n'est pas une profession purement littéraire, mais une espèce de sacerdoce que chaque médecin doit exercer selon ses propres forces, sans trop se préoccuper des efforts de la critique. »

Le petit ouvrage que j'offre au public m'a paru d'autant plus nécessaire que ceux qui ont été publiés par les anciens inspecteurs, outre qu'ils sont devenus excessivement rares, ne sont plus au niveau des connaissances médicales ; et, comme le fait si judicieusement observer l'auteur que je viens de citer : « Les conseils donnés à cette époque ne pourraient aujourd'hui recevoir aucune application par suite des changements qui se sont introduits dans notre manière de vivre et dans nos habitudes. »

Comme il est facile de s'en convaincre, toutes les questions difficiles et délicates qui sont traitées dans cet opuscule, l'ont été avec la plus grande réserve ; je me suis toujours étayé sur l'observation exacte des faits et sur les sentiments des inspecteurs et des hydrologues les plus sages et les plus éclairés.

Je recevrai toujours avec plaisir et reconnaissance toutes les remarques critiques ou autres que voudront bien m'adresser les médecins et les malades, et me hâterai de les tourner au profit de la science, en les consignant dans une nouvelle édition où j'espère faire disparaître les lacunes et les imperfections qui existent dans celle-ci.

Aug.te TOURRETTE,

Rédacteur en chef du journal *Vals et ses Eaux*,
Médecin consultant à Vals.

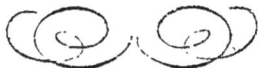

— 7 —

VALS.

—

Vals est une toute petite ville, chef-lieu d'une Commune rurale, industrielle et agricole, qui compte plus de 5,000 habitants. Il est bâti à l'entrée d'une vallée délicieuse, dont les coteaux, capricieusement disposés en amphithéâtre, offrent toutes les splendides beautés d'une végétation méridionale aussi riche que variée. Il est formé d'une rue principale à laquelle viennent aboutir plusieurs ruelles étroites et pentueuses que dominent les ruines encore imposantes d'un formidable château féodal rasé en 1627 par le duc Henri de Montmorency, après un siège de vingt jours.

Loin de moi la pensée de raviver les sanglants souvenirs des guerres de religion qui se dressent ici, à chaque pas, si terribles et si hideux. Aujourd'hui ces souvenirs nous affligent autant qu'ils nous étonnent : sachons jouir de notre bonheur et vivons en paix : mais n'oublions jamais que si les ardeurs de nos convictions religieuses n'ont pas armé nos bras contre nos frères, il n'en est pas malheureusement de même de nos intérêts politiques. Nous n'avons fait que changer de cris de guerre. Notre génération n'est pas pure de sang. Puisse donc le jour d'union et de concorde, tant de fois annoncé et appelé par tant de vœux ardents, luire enfin pour la France et donner à notre noble patrie cette paix et ce repos dont elle a tant besoin pour marcher fière et heureuse à l'accomplissement de ses hautes et brillantes destinées.

L'histoire de notre Commune, judicieusement appréciée, pourrait offrir quelques pages d'un grand intérêt et d'un haut enseignement, mais elle est hors de notre domaine.

Notre gracieuse petite ville est traversée, du midi au nord, par une belle route départementale, et, du nord au midi, par la Volane, rivière torrentueuse, dont les eaux, bruyantes et rapides, servent de moteur puissant et économique à de nombreuses et riches usines.

Malgré plusieurs tentatives individuellement faites dans le but de lui imprimer le caractère de l'architecture moderne, notre petite ville conservera longtemps encore la physionomie d'un bourg du moyen âge.

La Commune de Vals offre dans son vaste périmètre une variété de sites d'une grâce, d'une fraîcheur, d'une beauté dont les Pyrénées, les Alpes, la Suisse même seraient jalouses. En effet, quel immense et magnifique tableau! Que de rêveries pour un poète..! Que de richesses pour un artiste..! Que d'études pour un savant..! Moi qui ne suis ni poète, ni artiste, ni savant, je laisserai à chacun le soin de commenter cette sublime page. L'esprit doit se taire quand le cœur s'abandonne, et la description la plus pompeuse ne servirait qu'à glacer l'enthousiasme de celui qui cherche un bonheur dans l'aspect imprévu d'un site ravissant.

Pour l'amateur de promenades plus étendues, pour l'esprit cultivé qui se complaît dans les souvenirs historiques, les ruines des châteaux de Ventadour, de Boulogne, de Pourcheyroles, de la Bastide, d'Aubenas offrent un vaste champ de curieuses études. On trouve dans leurs débris toutes les phases de la civilisation.

Celui qui n'a pas de goût pour ces beautés et qui préfère les plaisirs artificiels et énervants du grand monde ne doit pas venir à Vals, à moins d'une nécessité absolue. S'il y vient, il trouvera l'occasion de modifier ses goûts en même temps qu'il rétablira sa santé ; ce sera double bénéfice.

Ici, en effet, on vit en famille, en dehors du fracas du monde, affranchi de toute gêne et de toute étiquette ; l'air vivifiant et pur qu'on respire dans notre délicieuse vallée, la douceur du climat, le confortable des hôtels, le régime sain et nourrissant, la vie agréable et paisible, forment, avec les nombreuses ressources du traitement hydrothérapique, un ensemble de moyens d'une puissance curative remarquable dans une foule de maladies chroniques, et particulièrement dans les cas de *névroses*, dont les alternatives d'excitation et de langueur constituent le caractère principal : maladies bizarres et compliquées enfantées par les travaux excessifs de l'intelligence, l'abus des plaisirs, les orages du cœur, les passions contrariées, les chagrins profonds, les convalescences longues et pénibles, etc. ; maladies où toutes les parties sont le siége d'une souffrance plus ou moins vive, sans qu'on puisse constater l'existence de lésion organique.

Chacun ici peut trouver à se loger conformément à sa fortune et à ses goûts. A côté des deux hôtels, fréquentés par la classe riche, dont le prix varie de 5 à 6 francs par jour, s'en trouve d'autres où l'on est bien pour 3 fr. 50 c. à 4 francs. On trouve également des maisons garnies où l'on peut, à son gré, établir son ménage, et où l'on a à sa disposition tous les ustensiles nécessaires. Mais, dans quelle maison qu'on s'établisse, on peut être certain de rencontrer une propreté recherchée, une politesse exquise de tous les gens de service et les soins les plus empressés.

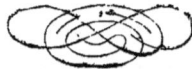

PROPRIÉTÉS PHYSIQUES DES EAUX DE VALS.

ᴇꜱ Eaux minéralés de toutes les sources de Vals (la Dominique exceptée) sont froides, claires, limpides, onctueuses au toucher, d'une saveur alcaline, d'un goût aigrelet, qu'elles doivent à la prédominance du gaz acide carbonique dont elles sont surabondamment chargées, et qui se dégage à la source en grosses bulles qui viennent éclater à la surface du liquide.

Température. Il résulte de nombreuses expériences, faites dans toutes les saisons de l'année et à des époques éloignées, par plusieurs médecins-inspecteurs notamment par MM. Ambry, Tailhand, Ruelle, Dupasquier que la température des Eaux de Vals, constamment iuvariable pour chaque source en particulier, est la même pour toutes, car elle ne varie que de 13 à 15 centigrades.

Saveur. Il serait difficile, peut-être même impossible de dire à quel principe minéralisateur ou à quelle association de principes les Eaux de Vals doivent le cachet particulier qui distingue leur saveur; ce qu'il y a de certain, c'est que les Eaux de Vals les plus chargées en bicarbonate de soude n'ont rien de désagréable au goût comme toutes les Eaux alcalines un peu riches ; et quand aux deux sources (la Marie et la St-Jean) où le carbonate de soude est en moindre proportion, le goût est tout-à-fait agréable.

Variété. C'est beaucoup que les sources soient très minéralisées, mais ce n'est pas tout ; il faut qu'elles puissent être facilement supportées par les malades, dont l'estomac est si délicat, et que, par leur action sur les voies digestives, leur énergie même ne soit pas un inconvénient ; or, cet inconvénient on l'observe souvent à Vichy, où, comme nous le verrons plus tard, toutes les sources, à très-peu de chose près, contiennent une même proportion de principes minéralisateurs.

Exposées à une douce chaleur ou à l'air libre, nos Eaux ne tardent pas à perdre leurs propriétés, et laissent déposer un précipité ocreux. Elles se conservent au contraire des années entières, lorsqu'on les enferme dans des bouteilles d'un litre, et qu'on met un grand soin dans leur *puisage*, leur *embouteillage* et leur *bouchage*. Elles jouissent du précieux avantage de pouvoir être transportées, à de grandes distances, sans éprouver d'altération notable.

Sans nul doute, elles agissent moins qu'à la source ; mais leur action est positive encore. Toutes choses égales, il y a d'autant plus de chances de succès que déjà une saison a été faite aux Eaux ou qu'on les prend à domicile avant de venir les boire à la source.

Pour les conserver longtemps, il faut les puiser après le coucher du soleil, les préserver également de la chaleur et de la gelée, les tenir dans un endroit frais, ne pas les transporter par un soleil ardent.

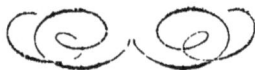

COMPOSITION CHIMIQUE.

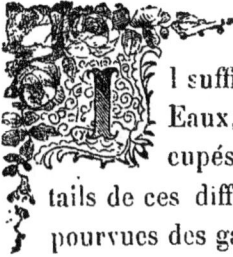

I suffit, pour donner une idée de l'importance de nos Eaux, de citer le nom des chimistes qui se sont occupés de leur analyse. Je n'entrerai pas dans les détails de ces différentes recherches, dont la plupart sont dépourvues des garanties qu'on doit trouver aujourd'hui dans un travail de ce genre. Je me bornerai à indiquer, parmi ceux qui les ont étudiées d'une manière toute particulière, Long-Champ, Berthier, Guibourg, Dupasquier, Brun, Chevallier, Dorvault, Ossian Henry, Gaulthier de Claubry. D'après tous ces chimistes distingués, les Eaux minérales de Vals n'appartiennent exclusivement à aucune des catégories spéciales créées pour la classification générale des Eaux minérales. Elles sont, en effet, *alcalines, acidules gazeuses, calcaires* et sensiblement *ferrugineuses*, et participent également de celles de Spa et de Vichy. A la thermalité près, elles ont avec ces dernières la plus parfaite analogie de composition chimique ; elles leurs sont même supérieures au point de vue de la proportion des éléments minéralisateurs les plus importants (le bicarbonate de soude, le fer et le manganèse).

« Si l'on prend, dit M. Ossian Henry, la moyenne de ces différentes sources, d'après les analyses les plus récentes, on voit que, dans celles de Vals, la quantité des bicarbonates alcalins est de 6,5 lorsqu'elle est de 5,1 dans celles de Vichy Cusset, Hauterive. »

Le débat scientifique est donc terminé, et la supériorité de nos Eaux, sur celles de Vichy, reconnue. Le tableau comparatif et gradué des Eaux de Vals et de Vichy qu'on trouvera à la fin de cet ouvrage rendra évidente cette vérité, désormais incontestable.

On le voit, il y a à Vichy, selon l'expression aussi vraie qu'originale, de mon savant et spirituel confrère Munaret, neuf *robinets* au même tonneau ; à Vals au contraire nous avons une source (la Dominique), qui n'a rien de commun avec les sept autres.

M. Durand - Fardel formule au sujet de la minéralisation des Eaux de Vals un reproche et un aveu que nous ne devons pas laisser passer sans réponse.

« Les Eaux de Vals, assure le célèbre Balnéographe, sont certainement les plus riches qu'on connaisse en bicarbonate de soude (7 gr. 154) pour la Marquise. Elles ne le sont pas moins en *acide carbonique* (1 litre 0,70), pour la source la Chloé, et sont en outre notablement ferrugineuses, (0,024). »

« Les dépôts des sources de Vals n'ont fourni à M. Chevalier ni arsenic ni iode, ni brôme, mais du cuivre notablement.

« L'établissement de Vals, ajoute le savant Balnéographe a peu d'importance ; la minéralisation de ses Eaux en a beaucoup ; peût-être même sa richesse ne serait-elle pas sans inconvénient dans beaucoup de cas où les Eaux bicarbonatées sodiques se trouvent indiquées. Nous inclinons d'autant plus à le penser que les Eaux de Vichy nous ont paru dans plus d'une circonstance trop minéralisées elles-mêmes.

« Ce dernier reproche, juste pour Vichy, Vals ne le mérite pas ; puisqu'on trouve dans ses différentes fontaines tous les degrés de l'alcalisation, puisque Vals, enfin, réunit les trois classes dans lesquelles on pourrait ranger les Eaux bicarbonatées sodiques froides : Eaux bicarbonatées sodiques *fortes, moyennes, faibles* (1), ainsi que le démontre M. Chabanne dans une communication adressée à l'académie impériale de médecine. C'est cette diversité dans la minéralisation de nos Eaux qui a fait dire à un ancien inspecteur, le docteur Chauvin: « que les Eaux de Vals pouvaient produire, en les combinant savamment, depuis *l'effet hygiénique le moins*

(1) « L'essentiel, pour ordonner les Eaux minérales, c'est de savoir à quelle classe elles appartiennent, et si elles sont *fortes ou faibles* dans leurs classes.»
« Dès qu'on pourra avoir cette *classification* et ces *échelles*, il ne s'agira, pour se déterminer entre celles qui sont de même force (et il y en a plusieurs) que de consulter les circonstances du malade et de la façon dont on est aux Eaux. » *Tissot.*

prononcé, jusqu'au résultat médicamenteux le plus énergique. »

En effet, nulle part, que je sache, on ne trouve autant de ressources qu'à Vals pour varier le traitement et l'accommoder à toutes les nuances de tempéraments et de maladies : car nos sources ne sont pas seulement nombreuses, puissantes et riches, elles sont encore minéralisées de manière à produire, dans des mains habiles et expérimentées, tous les effets curatifs qu'on se propose d'obtenir par l'emploi des Eaux de Vichy, de St Alban, d'Évian, d'Ems, etc. .

Nos Eaux, dit-on sont trop fortes : à ceux qui nous adressent ce singulier reproche, nous répondrons : « qui dit force dit mouvement, et le mouvement c'est la vie. Les Eaux ne guérissent qu'autant qu'elles sont *fortes*, c'est-à-dire *actives*. *Faibles*, à quoi donc et à qui donc seraient-elles bonnes ? Quel effet *positif* sort en pareil cas de *l'inertie ?* . . Cette force, des mains expérimentées la *modèrent*, la disciplinent, l'utilisent. — On ne vient aux Eaux que pour des affections anciennes déjà, des maladies de long cours contre lesquelles la nature a épuisé toutes ses ressources. Vaincue et maintenant impuissante, elle ne peut plus se relever seule et sans aide. Cet indispensable secours, les eaux le lui donnent quand leur intervention est *opportune* et bien *dirigée* ; mais, on ne saurait trop le répéter, ici la question n'est pas de *frapper fort, mais de frapper juste.* »

Un chimiste d'un grand mérite, M. Bouquet, qui a analysé les Eaux de Vichy avec un soin tout particulier, n'y admet pas la présence de l'iode ni celle du brôme, du fluor, de la lithine, du cuivre qu'on y a signalé.

M. O. Henry et M. Brun de Montelimar ont constaté la présence de l'arsenic dans les Eaux de toutes nos sources et principalement dans la Dominique, et cela en *proportion très-heureuse.*

M. Chevalier est le seul chimiste qui ait constaté dans nos Eaux la présence du cuivre ; les autres chimistes ne l'ont pas même trouvé en *proportion infinitésimale.*

M. Brun a cru reconnaître dans l'eau de la *Victorine* une matière organique paraissant combinée au fer et ayant quelque analogie avec le crénate de cette base. Il croit aussi y avoir constaté la présence d'un iodure alcalin, mais dans des *proportions infinitésimales* qu'il n'ose pas même appeler *traces*. Cet habile chimiste pense qu'on pourrait le constater sur une grande quantité d'eau minérale, en employant toutes les précautions que réclame le procédé Chatin.

Les reproches que nous adresse l'illustre Balnéographe ne reposent sur aucun fondement : ils servent seulement à constater cette vérité que les Eaux de Vals ont avec celles de Vichy la plus parfaite analogie de composition chimique : vérité que nous tenons pardessus tout à établir d'une manière qui n'admette aucune réplique.

M. Constantin James a aussi commis des erreurs que je dois signaler précisément parceque son ouvrage se trouve dans les mains de beaucoup de buveurs et d'un grand nombre de médecins.

L'illustre Balnéographe prétend que la Marie contient 5,22 de bicarbonate de soude : le fait est que cette source n'en contient pas même un gramme : il assure encore que la Camuse en contient 7,22 quand au fait elle n'en contient que 6,22 ; il donne pour la Marquise 5,80 : quand cette source en contient 7,154.

M. James ajoute « Est-ce à l'arsenic ou au cuivre qu'il faut rapporter les cas d'empoisonnements qu'on dit avoir été causés par l'usage interne de la Dominique ? N'y aurait-il pas là au contraire, qu'une simple imprudence des buveurs, lesquels se seraient ingéré à trop haute dose une Eau *véritablement glacée* dans l'estomac ? Cette seconde version me semble la plus vraisemblable. En tous cas, la Dominique n'est point minéralisée par le bicarbonate de soude ; c'est plutôt une Eau sulfatée. »

Si M. James avait consulté l'ouvrage si élémentaire et si complet, (*traité général pratique des Eaux minérales*)publié, en 1859, par M. Pétrequin et Socquet, il n'aurait pas avancé une proposition, une hypothèse que je pourrais appeler absurde sans le profond respect que je professe pour un homme qui a fait faire un pas remarquable à la science hydrologique. Voici l'analyse de cette source, faite, en 1859, par M. O. Henry.   PAR LITRE.

Acide sulfurique libre.		1 50
Arséniate acide . . . ⎫ de ⎛		
Phosphate acide. . . ⎬ Sesquioxide⎨		0 44
Sulfate acide . . . . ⎭ de fer. ⎝		
Sulfate de soude. . . ⎫		
Chlorure de sodium ⎬ . . . . Peu.		
Matière organique. . ⎭		
	Total. . . 1	74

Il n'y a pas un atome de cuivre dans la composition de cette source qui n'a pas d'analogue, que je sache, et dont l'eau, bien avant qu'on eut observé que l'arsenic guérissait les fièvres intermittentes, était employée comme *fébrifuge*, alors que les préparations quinacées et autres avaient complètement échoué.

M. James me paraît aussi avoir jugé trop sévèrement notre établissement thermal, « il l'appelle *un petit bâtiment, qui lui a paru tellement mesquin*, qu'il ne mérite réellement pas le nom d'établissement thermal. »

Sans nul doute notre établissement thermal laisse beaucoup à désirer non-seulement sous le rapport de l'architecture, mais encore sous celui de *l'outillage*, si je puis m'exprimer ainsi. Cependant tout incomplet qu'il est, il possède 30 baignoires et un système complet de douches renfermés dans des cabinets vastes, propres, bien aérés. Les baignoires sont parfaitement tenues, les douches sont assez puissantes, le service est fait convenablement par un garçon et par une fille.

Si M. James avait habité Vals pendant les mois de juin, de juillet, d'août et même de septembre il rayerait, sans réclame, cette étrange assertion que les Eaux de Vals *ne sont fréquentées que par un petit nombre de malades*. Depuis quelques années, et surtout cette saison, non-seulement les malades ont abondé à Vals, mais, pendant près de deux mois, il a été impossible de les loger, bien que 5 à 600 personnes puissent facilement trouver des logements dans notre petite ville.

Le lecteur trouvera d'autres renseignements dans le chapitre où il s'agira des améliorations que réclame impérieusement notre station thermale, si elle veut réaliser les espérances que me font concevoir et la précieuse minéralisation de ses Eaux et leur haute et toute puissante valeur thérapeutique.

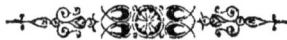

PROPRIÉTÉS D'APRÈS LA COMPOSITION CHIMIQUE.

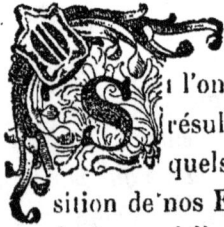

—

i l'on jette les yeux sur le tableau représentant les résultats de l'analyse chimique, et si l'on considère quels sont les principes qui dominent dans la composition de nos Eaux minérales, on arrive nécessairement à cette conclusion qu'elles doivent *agir très-énergiquement sur l'appareil digestif*, qu'elles sont très propres à ranimer leur action physiologique dans les cas où cela peut être utile, et qu'elles doivent exercer une *action résolutive très-puissante dans les engorgements des organes abdominaux*, résultats de phlegmasies chroniques, dont la durée a été plus ou moins longue. De cet examen on arrive aussi à conclure que les eaux minérales de Vals doivent être *éminemment diurétiques* et conviennent particulièrement dans les cas de *gravelle* qui nécessitent l'emploi des boissons alcalines. Ces diverses propriétés, les eaux de Vals les doivent évidemment à l'acide carbonique dont elles sont saturées, à la proportion considérable de bicarbonate de soude qu'elles contiennent, au bicarbonate de magnésie qui agit dans le même sens. Le sulfate de soude et les autres sels neutres y

2me FEUILLE.

sont heureusement en trop petite quantité pour communiquer une action purgative, et ne peuvent avoir d'autre résultat, même quand on boit une grande quantité d'eau minérale, que *d'exciter la sécrétion urinaire.* Le bicarbonate de fer n'y est pas en proportion assez grande pour déterminer une très-forte stimulation de l'organisme ; mais cette proportion est cependant suffisante pour que nos Eaux soient très-propres à *combattre la débilité générale, et à relever les forces épuisées* par de longues maladies, par des excès, des chagrins prolongés, par de mauvaises conditions hygiéniques dans l'emploi des aliments ou par toute autre cause ; effet qui doit être aussi favorisé par le *rétablissement de l'action digestive* sous l'influence de l'acide carbonique et des bicarbonates alcalins. Ce même principe, le fer, surtout, associé comme il l'est à un grand excès d'acide carbonique, doit rendre enfin nos eaux alcalines éminemment utile pour provoquer, quand il est difficile ou languissant, *le flux utérin périodique et pour le ramener à l'état physiologique* quand il présente, comme on le remarque souvent, de l'irrégularité dans sa marche ou son abondance.

En somme, la composition des Eaux de Vals est des plus remarquables, soit par la nature des principes qui s'y trouvent en solution, soit par la forte quantité des plus utiles (l'acide carbonique et le bicarbonate de soude), soit par l'association de tous les agents thérapeutiques, dans des proportions relatives qui *ne sauraient être plus convenablement établies,* et qu'on dirait avoir été calculées d'avance, pour obtenir les meilleurs effets possibles, particulièrement dans les affections qui viennent d'être indiquées d'une manière générale. »   (*Dupasquier*).

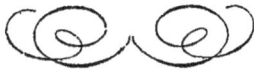

PROPRIÉTÉS PHYSIOLOGIQUES DES EAUX DE VALS.

DIGESTION.

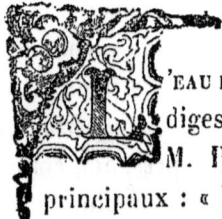

'EAU minérale alcaline de Vals imprime à la muqueuse digestive de profondes modifications physiologiques. M. Pâtissier en retrace en quelques lignes les effets principaux : « Dans l'état de santé, l'eau de Vals, prise en boisson, augmente l'appétit, rend la digestion plus facile, régularise les évacuations alvines, et produit parfois un effet purgatif ; la circulation devient plus active, la peau plus chaude ; il se manifeste un sentiment de force et de bien-être inaccoutumé ; quelques verres de cette eau suffisent pour rendre alcalines les sueurs et les urines qui sont naturellement acides. » *(Pâtissier)*.

« C'est un fait d'observation, que la plupart des Eaux minérales, quand elles *sont bien supportées* par l'estomac, stimulent sa vitalité et augmentent sa faculté digestive. — Cette influence est particulièrement l'apanage des Eaux minérales alcalines. » *(Pétrequin)*

« L'influence que les Eaux de Vals exercent sur les fonctions digestives, dès que l'on commence à en faire usage, est des plus remarquables, et ses effets sont si prompts qu'on pourrait dire sans exagération qu'ils présentent quelque chose de merveilleux. Dès le premier jour qu'on en boit, elles provoquent le plus souvent un accroissement considérable de l'appétit. Le malade, qui depuis longtemps ne connaissait plus le sentiment de la faim, se trouve

tout surpris d'éprouver ce besoin à un degré très-prononcé, et s'é-
tonne bien plus encore de pouvoir le satisfaire impunément, grâce à
l'action si énergique de ces Eaux bienfaisantes. Sous leur influence,
en effet, l'estomac semble réagir sur les substances alimentaires
avec une activité toute nouvelle ; les digestions précédemment difficiles, languissantes, s'opèrent désormais avec une facilité vraiment
merveilleuse. En même temps les évacuations intestinales deviennent
plus régulières et s'exécutent plus librement ; souvent même une
diarrhée plus ou moins abondante succède pendant quelques jours
à une constipation opiniâtre. » (*Dupasquier*)

Cette appréciation de l'action physiologique de nos Eaux, par
trois hydrographes du premier mérite, est d'autant plus précieuse
qu'elle émane d'hommes parfaitement désintéressés dans la question.

Appareil biliaire. « A l'égard du foie, l'influence physiologique des
Eaux alcalines, surtout sodiques, est des plus remarquables ; au
bout de quelques jours, plusieurs malades éprouvent un sentiment
de plénitude et même de ballonnement de l'hypochondre droit ; la
bile est sécrétée plus abondamment et colore davantage les matières fécales ; ce qui contribue à améliorer la digestion et à rendre
les selles plus faciles. Les Eaux alcalines sont un excellent remède
hépatique ; et ce n'est pas sans raison que l'expérience pratique leur
octroie la qualité de *cholalogues.* — Or, la physiologie nous apprend
que presque toute l'eau alcaline, prise en boisson, traverse le foie.
On sait aujourd'hui, depuis les belles expériences de Panizza et celles de M. Chatain, que l'absorption des sels solubles se fait, au moins
en plus grande partie, par les veines de l'estomac et de l'intestin
grêle, lesquelles, venant aboutir aux radicules de la veine-porte,
transmettent au foie la totalité du sang qu'elles renferment et les
substances qui y ont été introduites. — Ainsi un des premiers effets
de l'ingestion de nos Eaux alcalines doit être une action directement
exercée sur le foie ; car il serait difficile d'admettre que la quantité
d'eau et de substances minérales qui traverse cet organe dans un
court espace de temps restât sans influence sur la formation et la
sécrétion de la bile. (*Durand-Fardel*)

« Maintenant nous ne tranchons pas la question de savoir si c'est par une action vitale ou par une action chimique, à l'aide de la soude ou des alcalins qu'elles renferment, que les Eaux minérales *de Vals* influent sur les fonctions du foie. Nous croyons que c'est là une action complexe, et qu'il faut ici tenir compte, outre l'influence dynamique non-seulement de la soude (Barthez, Petit, James), comme on s'est borné à le faire trop exclusivement, mais encore des sels alcalins et autres principes minéralisateurs, tels que le fer et le manganèse ou les différents sels que nous avons appréciés.

On sait avec quel succès les Eaux de Vals réussissent dans les engorgements hépatiques et dans certains vices de la sécrétion biliaire qui prédisposent à la formation des calculs.

« Il est aussi probable que l'action physiologique du pancréas est modifiée comme celle du foie et des glandes salivaires, et qu'elle contribue à améliorer le travail digestif. » (*Pétrequin et Socquet*)

Sécrétions. « Indépendamment de l'influence puissante que les Eaux de Vals exercent sur les fonctions spéciales des organes de l'appareil digestif, elles portent encore énergiquement cette influence sur les fonctions sécrétoires de la peau et des reins. Il est assez ordinaire, en effet, de voir leur usage suivi d'une abondante diaphorèse ou transpiration cutanée ; toutefois leur action excitante se porte beaucoup plus généralement sur l'organe élaborateur de l'urine. Cette action ne se borne pas d'ailleurs à augmenter considérablement la sécrétion du liquide urinaire, elle en modifie essentiellement, en outre, la nature et la composition chimique. En effet quelques verrées des Eaux de Vals suffisent pour rendre alcalines les urines qui sont, comme on sait, naturellement acides. La même modification se remarque aussi dans la nature des sueurs, qui, d'acide qu'elle est dans son état normal, passe rapidement à l'alcalinité. » (*Dupasquier*).

Voici les principaux phénomènes que MM. Pétrequin et Socquet ont observé sur l'urine des personnes qui usaient des eaux alcalines sodiques (Vals, Vichy). 1° L'urine tend d'abord à augmenter ; 2° à devenir plus limpide ; 3° à diminuer et souvent à faire disparaître plus tard le dépôt muqueux qui y développe le repos et le refroidissement : 4° à supprimer plus ou moins vite le sédiment briqueté qu'elle offre, alors surtout qu'elle est fortement acide.

« L'alcalisation de l'urine peut-elle servir de thermomètre pour la direction du traitement thermal? On l'a prétendu. Il est vrai qu'au lieu d'être acide, l'urine peut rester alcaline sans inconvénient pendant un certain temps. — Qu'est au fond l'alcalisation de l'urine? C'est, pour MM. Pétrequin et Socquet, Durand-Fardel et autres, un simple phénomène d'élimination en vertu d'une loi de l'organisme par laquelle les principes, non assimilables, introduits dans nos organes, sont rejetés au dehors par les voies dont les reins sont les organes les plus actifs. — Peut-on soutenir, comme on le fait, que l'alcalisation de l'urine est le fait capital et essentiel de la cure? Nous ne le pensons nullement; pour nous ce phénomène dépend de trop de circonstances, et il est trop variable, non-seulement suivant les sujets, mais encore chez le même individu.

Il résulte, assurent les mêmes auteurs, d'intéressantes recherches statistiques faites à Vichy par M. Durand-Fardel sur 87 malades, dont on examina avec soin, le matin, l'urine de la nuit, que cette urine fut :

1° Plus ou moins alcaline.	42
2° Neutre.	4
3° Alternativement neutre et alcaline. .	14
4° Acide.	6
5° Alternative alcaline, neutre acide . .	21
TOTAL. . .	87 malades.

L'alcalisation n'a donc eu lieu que dans la moitié des cas. Enfin pour examiner ses rapports avec la cure, il a noté que sur 54 améliorations, l'urine se montra alcaline 26 fois, et fut alternativement alcaline, neutre ou acide 25 fois, sans que ces variations fussent de mauvais augure pour le succès.

« Il faut donc conclure que la signification de ce fait a été exagérée par les iatro-chimistes, et que ce n'est qu'un des symptômes que le clinicien doit recueillir pour diriger sagement ses malades. »

(*Pétrequin et Socquet*).

APPAREIL GÉNITAL.

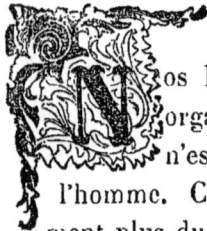

os Eaux alcalines peuvent réveiller le sommeil des organes génitaux. L'excitation qu'elles y produisent n'est en général que passagère, principalement chez l'homme. Chez la femme, cette excitation est non-seulement plus durable, plus longue, mais encore plus prononcée. En effet, nos Eaux ont une influence réelle sur les maladies du système utérin qu'elles soient caractérisées par un trouble de l'innervation ou occasionnées par des phlegmasies chroniques ou des engorgements. Leurs propriétés emménagogues sont constatées par les dames en traitement qui voient presque toujours leurs calculs trompés et l'époque de leur menstruation avancée. Sous leur influence les douleurs qui précèdent ou accompagnent cette fonction se dissipent et l'aménorrhée se guérit.

Les dames, dont le temps de séjour est calculé, feront bien de venir à Vals immédiatement après la cessation mensuelle de leurs menstrues ou vers le milieu d'une époque à une autre. Celle-ci venant alors à moitié du temps de la cure, les quelques jours de repos qu'elle nécessite sont utilement employés pour obtenir la tolérance des Eaux et pour laisser calmer la légère excitation qu'elles occasionnent à leur début.

On s'est demandé si, lorsque les menstrues paraissent pendant le traitement thermal, il fallait suspendre la cure. On peut la continuer sans aucun inconvénient, à moins toutefois qu'on ait à redouter des hémorragies trop abondantes, surtout chez les femmes faibles et débiles et chez celles dont les règles sont habituellement trop abondantes. Je pense même qu'il peut y avoir un avantage marqué pour celles qui éprouvent un retard ou un flux trop peu abondant de joindre les douches vaginales aux bains entiers et à la boisson.

C'est ici surtout que l'intervention du médecin est indispensable-

Il est inutile de dire que si le flux utérin s'accompagnait de douleurs vives, d'irritation des voies gastriques, de symptômes sympathiques cérébraux, il faudrait cesser tout traitement thermal, et tâcher, par tous les moyens possibles, de combattre cette excitation, qui bien souvent amène des accidents, qu'il n'est pas toujours facile de vaincre.

Appareil vasculaire sanguin.

« Prises à doses modérées, variables d'ailleurs suivant les différences de constitution, d'âge et de tempérament, les Eaux minérales de Vals impriment à la circulation un surcroît d'énergie et d'activité remarquables. Sous leur influence, et tant qu'on n'en fait pas abus, il se manifeste une légère excitation générale ; le pouls s'élève et s'accélère ; on éprouve un sentiment de force et de bien-être inaccoutumés. » (*Dupasquier*).

« La conclusion pratique, c'est qu'elles (les Eaux) pourront être avantageusement utilisées contre l'affaiblissement de la circulation capillaire, qui languit généralement dans les maladies chroniques : c'est là, en effet, une indication essentielle à remplir dans la chlorose, les obstructions viscérales, les cachexies, etc. (*Pétrequin & Socquet*).

« Si la dose, au contraire, est portée au-delà de certaines limites que l'expérience a démontré qu'il ne faut pas dépasser, les Eaux de Vals déterminent bientôt de la pesanteur de tête, une céphalalgie plus ou moins intense, de la disposition au sommeil, un sentiment de plénitude générale, une sorte de malaise indéfinissable, phénomènes qui tous indiquent une activité plus grande de la circulation du sang et comme une sorte de pléthore. » (*Dupasquier*).

« Un premier corollaire physiologique à formuler ici, c'est qu'il ne faut *jamais* pousser trop loin l'excitation des Eaux alcalines, sous peine de provoquer une irritation ou même une sub-inflammation dont la conséquence est des plus fâcheuses pour l'estomac, l'intestin ou autres organes : la cure des Eaux s'y trouverait compromise. Second corollaire, c'est que, répétons-le, les Eaux alcalines ne conviennent que dans les affections chroniques, qu'elles ne doivent jamais dépasser le degré de stimulation nécessaire pour résoudre les engorgements, et qu'il y a péril dans leur usage pour les affections qui conservent de la tendance à reprendre une forme fébrile. . . . .

Dans tous les cas, si l'on continue la médication alcaline, elle a pour inconvénient, non-seulement de provoquer le retour acide des sécrétions, mais encore d'aggraver l'état morbide lui-même. »

(*Petrequin & Socquet*).

Sang.

MM. Cullen, Magendie, Trousseau, Pidoux ont évidemment exagéré les dangers que l'abus des alcalins peut produire sur l'économie animale ; à les entendre cet abus serait pire que celui qu'entraîne l'usage prolongé de l'iode : on aurait à redouter et souvent à combattre la *dissolution du sang* : dissolution ayant pour conséquence la cachexie avec pâleur, bouffissure, infiltration œdémateuse, hémorrhagies passives, asthénie, dépérissement, etc., etc.

Ces auteurs ont sans doute raison quand les alcalins sont employés seuls, mais ils ont tort quand les alcalins sont unis avec les autres principes qui constituent ou accompagnent les Eaux minérales bicarbonatées sodiques.

Eh quoi ! s'écrient MM. Pétrequin et Socquet, on ne verrait qu'une *fluidification* du sang à Vichy, comme à Vals, à St Alban, etc., etc.? Certes, si cette hypothèse pouvait, à certains égards, se comprendre pour quelques graveleux et goutteux qui seraient pléthoriques et auraient le sang riche, elle serait tout-à-fait inadmissible dans la majorité des autres cas qu'on envoie aux Eaux alcalines et qui s'en trouvent bien ! Ici, l'observation médicale se révolte contre les paradoxes de l'iatro-chimisme exclusif. Et, en effet, quelles déplorables conséquences n'aurait pas cette prétendue *fluidification* du sang, dans la chlorose, la dyspepsie, la cachexie paludéenne, le diabète et la plupart des maladies chroniques ? Si cette hypothèse chimiatrique était vraie, la pratique serait irrationnelle et meurtrière. Mais on n'a rien vu de semblable à Vichy, ni à Vals.

M. Amable Dubois, premier inspecteur adjoint à Vichy, a donc raison de regarder la cachexie aqueuse, comme un mythe.

Système nerveux.

Rien de plus variable que l'effet de nos Eaux sur le système nerveux. Leur usage, même à dose modérée, produit chez quelques femmes un énivrement qu'on peut comparer aux fumées du vin de Champagne. Ce phénomène, qu'on observe à Vals très-souvent, est attribué unanimement à l'acide carbonique dont nos Eaux sont sursaturées. Ce phénomène d'ivresse est passager, et disparaît quand l'estomac est habitué au contact de l'eau alcalino-gazeuse.

« Vers la fin de la cure, surtout si le traitement a été énergique ou la source trop stimulante pour le baigneur, il se développe une surexcitation du système nerveux : il y a d'abord tendance au sommeil, puis, au contraire, il y a moins de sommeil, et il est agité ; les nerfs sont agacés ; on devient plus sensible à l'influence des orages *(Barthez);* il y a agitation générale. Ici, l'indication à remplir consiste à modifier le traitement, à le suspendre, à le faire cesser.

M. Prunelle, de Vichy, avait remarqué que la propriété fondante des Eaux alcalines paraît être d'accroître l'innervation dans tous les organes situés au-dessous du diaphragme ; que les Eaux excercent une action spéciale sur le nerf grand sympathique par l'entremise de la peau et surtout de la membrane muqueuse gastro-intestinale. Que c'est à proprement parler une action révulsive, mais douée d'un caractère spécifique *(Durand-Fardel).* Que cette influence se déploie sur tout le système abdominal, qu'il s'agisse de l'inertie du foie, de l'estomac de l'intestin, de la vessie, ou de tout autre organe ; qu'enfin, les Eaux alcalines peuvent réussir même contre l'inertie de l'appareil reproducteur.   *(James).*

Ces Eaux, concluent les mêmes auteurs, offrent donc une précieuse ressource pour combattre les diverses névroses qui compliquent d'ordinaire les obstructions et les maladies chroniques des viscères abdominaux. L'art consistera à choisir la source la mieux appropriée à la fois à l'organe souffrant et à l'espèce morbide ; c'est ce que nous chercherons à apprécier quand nous aurons parlé de l'état général de l'économie.

État général.

Bordeu a peint en traits pittoresques le résultat des Eaux minérales : « Ce remède, dit l'éminent observateur, pris intérieurement, travaille peu à peu, agit sur toutes les humeurs, heurte à toutes les portes, dégage tous les sécrétoires. » Il y a, disent encore MM. Pétrequin et Socquet, une grande vérité d'observation dans les paroles de Bordeu qui résument la théorie des Eaux minérales. En effet, concluent les mêmes auteurs, les Eaux alcalines stimulent la peau, ainsi que la muqueuse digestive et génito-urinaire ; de là leur utilité dans l'atonie et les troubles gastriques (dyspepsie, gastralgies, aigreurs, vomissements, etc.), et dans certains catarrhes (diarrhée atonique, leucorrhée, catarrhe vésical). Elles activent ou modifient la sécrétion de la bile, de la salive, de l'urine, de la sueur ; de là, la médication *spoliatrice* et *fondante* qu'elles procurent, par le mouvement de décomposition organique, à l'aide de la diurèse et de la diaphorèse (calculs biliaires, engorgements de foie, gravelle, goutte), et leur importance spéciale dans l'ictère, les coliques hépatiques ou néphrétiques, dans l'acidité de la salive, dans l'asthénie de la peau, etc.

Elles modifient l'appareil nerveux dans sa portion sous-diaphragmatique, et exercent une puissante intervention dans les névroses dont se compliquent les obstructions abdominales.

Elles ont une influence particulière sur la vitalité et les fonctions utérines (engorgements utérins mous, dysménorrhée, stérilité).

Enfin, elles tonifient la circulation soit capillaire soit générale et la vitalité du sang lui-même ; de là leur efficacité à la fois pour résoudre les obstructions et inflammations chroniques et pour remédier aux maladies générales, comme les cachexies, la chlorose, l'atonie, la cachexie paludéenne, etc.

Nous venons de profiter largement des recherches de MM. Pétrequin et Socquet pour pouvoir, selon M. Durand-Fardel, démontrer « l'ensemble des changements physiologiques, chimiques et vitaux que la médication alcaline peut apporter dans l'organisme. »

Ceux de mes confrères qui liront attentivement ce chapitre, comprendront facilement que nous nous sommes étendu sur les qualités physiologiques de nos Eaux, afin de leur faciliter l'étude de l'action thérapeutique de nos sources.

SOURCE LA MARIE. (1)

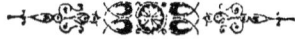

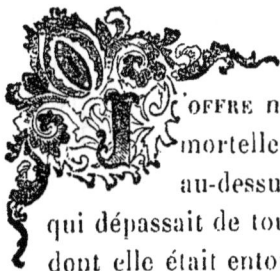

J'OFFRE mon premier hommage à la Marie, cette immortelle qui, parée de sa couronne d'étoiles, s'élève au-dessus des autres sources, semblable à Calypso, qui dépassait de toute la tête le groupe charmant des nymphes dont elle était entourée.

La nymphe des bords de la Volane n'a pas, comme l'amante délaissée du jeune et trop séduisant Télémaque, choisi sa demeure dans une grotte rocailleuse pleine de charme et de fraîcheur. Préférant être utile aux hommes que de les éblouir, elle laisse épancher, dans un charmant abandon, le cristal de son onde bienfaisante des fissures d'un rocher que viennent doucement caresser les eaux pures et limpides du torrent.

Aux joyeux pétillements, aux bouillonnements harmonieux de son gaz, qui vient s'épanouir à la surface du liquide, on reconnaît déjà sa puissance. *Incessu patet dea.*

Même· quand l'oiseau marche, on voit qu'il a des ailes.

Mais assez de mythologie : venons aux réalités.

---

(1) Prénom de la marquise Marie de Montlaur qui avait épousé en secondes noces le maréchal d'Ornano, que l'implacable cardinal de Richelieu (ce Robespierre de la féodalité) fit enfermer à Vincennes où il mourut, de chagrin disent les uns ; empoisonné disent les autrss.

Cette source jaillit sur la rive droite de la Volane, à un mètre à peine de cette rivière qui, d'après M. Fabre (qui écrivait en 1657) lui sert comme de *Bain-Marie* ou comme de *réfrigératoire*.

L'eau de cette source a une fraîcheur et une limpidité parfaites. Sa surface est agitée par l'ascension continuelle de bulles de gaz qui viennent s'y épanouir et y produire l'image d'une pluie fine et serrée. Sa saveur est des plus agréables, elle offre un piquant et un velouté qu'on ne rencontre dans aucune eau de la même classe.

J'en demande bien pardon à mon savant et très spirituel confrère Munaret, mais la nymphe des bords de la Volane, mieux que celle des bords de la Coise (St-Galmier) mérite d'être nommée l'amie la plus dévouée à cette dixième muse (Gastéréa) qui préside aux jouissances du goût, et qu'ont chantée, avec autant de verve que d'esprit, Berchoux et Brillat-Savarin, de si succulente mémoire.

Aussi, comme la réputation de cette eau grandit vite et partout ! Elle figure aujourd'hui indispensablement sur la table de l'homme du monde, riche, sensuel ou valétudinaire, qui prend au sérieux les jouissances d'une bonne digestion :

> Doux plaisir qu'un besoin sans-cesse renaissant,
> Rend toujours plus aimable et toujours plus pressant.

L'eau de la Marie s'allie admirablement bien avec le vin, les sirops et les liqueurs, et de ce mélange résulte une boisson délicieuse, la plus suavement fraîche qu'on puisse imaginer.

Les eaux minérales naturelles de St-Galmier, de Bussang, de Seltz, de Vittel, de St-Alban, de Condillac, de Grandrif, d'Alet, etc. qui jouissent, à si juste titre, d'une grande réputation ne peuvent être comparées à celles de la Marie sous le triple rapport de la limpidité, de l'abondance du gaz acide carbonique et de la conservation. Aucune d'elles ne se marie plus purement au vin et ne lui donne un goût aussi vif, aussi piquant, aussi agéable.

C'est presque toujours par l'eau de la Marie que les malades, dont les fonctions digestives sont dans un grand état de délabrement, doivent commencer leur traitement. Elle disposera leur estomac à mieux supporter les eaux des autres sources plus chargées en principes minéralisateurs, et par cela même plus énergiques.

L'eau de la Marie est, selon moi, sans rivale en France pour combattre ces affections qu'on a désignées sous le nom trop vague de *névroses*, affections qui, semblables à un caméléon, empruntent toutes les couleurs tant elles sont bizarres, inconstantes, insaisissables. Elle est aussi très-utile pour arrêter les vomissements incoercibles auxquels sont sujettes les jeunes femmes et les jeunes filles frêles, chétives, délicates, impressionnables, et dont la santé a été délabrée par de longues et pénibles maladies du tube digestif, de l'utérus ou de ses annexes. C'est sans doute en guérissant ces dernières qu'elle s'est acquis la réputation de favoriser la fécondité. (1)

« L'eau de la Marie, qu'un transport lointain ne décompose pas ; qui, par les soins que prennent les propriétaires, conserve tout son acide carbonique, peut être gardée longtemps sans altération. Des bouteilles pleines de cette eau, oubliées dans une cave, ont été retrouvées, après dix-huit mois, dans la plus parfaite intégrité. »

(Chauvin).

Enfin, l'eau de la Marie peut se prendre à domicile pendant toutes les saisons de l'année soit comme eau de table, soit pour prolonger un traitement commencé à Vals, soit pour attendre une époque qu'on appelle improprement la *saison des Eaux ;* époque que l'on a arbitrairement limitée entre les mois de juin et d'octobre, et qui en raison de notre climat privilégié, commencera désormais à la mi-mai.

---

(1) M. Antoine Fabre disait, en 1657, j'en ai vu de si grands effets que je pourrais avec toute vérité et sans hyperbole protester au public que plus de quatre cents femmes qui n'avaient pu avoir des enfants, en ont eu avant dix mois après leur boisson. »

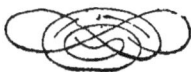

SOURCE LA MARQUISE. (1)

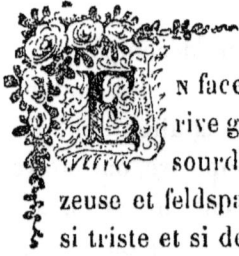

En face et à quelques mètres de la Marie, mais sur la rive gauche de la Volane, sous la voûte d'une masure, sourdent, des fissures d'un rocher de transition quartzeuse et feldspathique, les eaux de la Marquise. A la voir là si triste et si dépouillée, on ne se douterait guère que c'est à cette source que les Eaux minérales de Vals doivent leur antique et célèbre réputation. C'est que l'étoile de notre vieille Marquise a pâli depuis l'apparition de sa jeune et sémillante rivale, la Chloé. La faute n'en est pas à elle, mais bien à l'incurie de ses propriétaires qui n'ont rien fait pour l'utilité, l'agrément ou la commodité des buveurs, devenus d'autant plus exigeants que partout on s'efforce de leur plaire. Malgré cette espèce d'abandon, bien déplorable, la Marquise est, et sera toujours elle-même, c'est-à-dire la plus grande, la plus puissante ressource du médecin quand il voudra provoquer une excitation plus soutenue, plus profonde, plus durable de tout l'organisme et attaquer victorieusement les affections graves, invétérées des organes digestifs et de l'appareil génito-urinaire.

« C'est cette source (la Marquise) qui fait venir tant de monde à Vals toutes les années après la récolte. C'est la fontaine qu'on

(1) Ainsi nommée en l'honneur de haute et puissante Dame Marie de Montlaur, baronne d'Aubenas, Mirmande et Montbonnet, haute Dame de Vals et autres terres.

consacre aux opilations (engorgements) du foie et de la rate, aux *intempéries* du foie, aux coliques intestinales, aux embarras de tout le bas ventre, aux *femmes stériles*, aux bilieux, aux mélancoliques et à la plupart des maux qui naissent de la pourriture, ou de l'abondance des humeurs dans toute la capacité et le *vide* de l'abdomen.

« C'est une vérité très-connue et trop constante ; personne ne peut ignorer que ces eaux raffraîchissent sensiblement, sitôt qu'on commence à les boire, et que dès le premier jour on a un si grand appétit, que nous avons plus de peine à contenir les malades qu'on en a ailleurs pour les obliger à manger. J'ai vu une infinité de ces pauvres dégoûtés, de ces transis, de ces squelettes, devenir dans moins de douze jours si gras, si hauts en couleurs qu'on avait peine à les reconnaître. »

« Nous voyons une fois de l'an ces *tristes objets* se faire porter ou traîner à Vals, comme au dernier désespoir de la médecine, et par un miracle naturel, approchant en quelque façon de celui de notre évangile, nous y voyons marcher les boîteux, qui ne pouvaient se soutenir que sur des béquilles ; voir les aveugles, qui n'avaient presque plus de suc, plus d'humeur, plus d'esprit pour fournir aux yeux, en une action si délicate, y ayant perdu leurs tâches et leurs ulcères. Les sourds ouïr ; puisque suivant l'aphorisme d'Hippocrate les tintements, duretés d'oreilles et les surdités sont le plus souvent sympathiques, et ont leur source dans les obstructions des parties basses, et dans la constipation du *ventre inférieur*, que les eaux guérisent en peu de temps. »

On y voit des hydropiques, ou plutôt des tombeaux d'eux-mêmes, des tonneaux vivants se désenfler en moins de trois jours ; et, par la douce évacuation de leur mortelle sérosité et l'amendement des viscères, exempts encore de pourriture, recouvrer leur santé et se rétablir parfaitement. » *(A. Fabre)*.

Que les temps ont changés ! Aujourd'hui, nous ne voyons rien de pareil. Constatons cependant que les eaux de la Marquise exercent sur les affections chroniques du foie, des reins, de la vessie une action curative des plus remarquables et parfois tellement surprenante qu'on ait pu l'appeler miraculeuse.

Depuis dix ans, j'ai observé que les eaux de la Marquise jouissaient d'une grande efficacité dans les engorgements chroniques du foie, avec ou sans coliques hépatiques, ainsi que dans la jaunisse et les embarras des conduits biliaires. J'ai pu observer encore que cette efficacité était plus prononcée dans les coliques hépatiques calculeuses.

J'ai pu, dans de nombreuses circonstances, me convaincre que l'eau de la Marquise, à cause de la grande quantité de bicarbonate de soude (7^{gr},154) qu'elle contient, est très-énergique, et qu'elle peut produire, chez certains malades, une excitation qu'il convient de surveiller, afin de la maintenir dans des limites qu'il serait dangereux de dépasser.

La Marquise supporte bien le transport : autrefois même elle était la seule qu'on expédiât. (1) Les temps sont bien changés.

Notre poète national, Béranger, a donc raison de dire :

Mais les destins et les flots sont changeants.

Oui, j'en ai la conviction, la vieille Marquise doit attendre du temps une meilleure destinée ; elle possède tout ce qui est nécessaire pour justifier les faveurs qu'on lui accordera. Je le répète à dessein, la Marquise est la plus puissante ressource que possède non pas seulement notre station, mais l'Europe thermale, contre les affections si nombreuses et si variées des appareils génito-urinaire.

---

(1) M. Firmin Galimard, propriétaire de la source la St-Jean, a trouvé plusieurs lettres, adressées à un M. Champanhet fermier des Eaux de Vals, par de hauts personnages de la Cour de Louis XV ; entre autres, par Mgr le Cardinal de Fleury, le comte de Cossé, le marquis de Rouillé, ministre d'État Ces lettres constatent que le port de 12 bouteilles d'eau de Vals, rendues à Versailles, était de 71 fr. 2 sols.

IIIme.

SOURCE LA CHLOÉ.

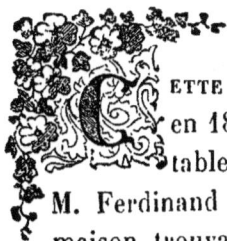

—

ETTE source a été découverte en 1839, et analysée, en 1845, par M. Alphonse Dupasquier, de si regrettable mémoire. Voici dans quelles circonstances. M. Ferdinand Gaucherand, en creusant les fondations d'une maison, trouva, à une profondeur de 4 à 5 mètres, un grand nombre de filets d'eau minérale alcaline qui s'échappaient des fissures d'un rocher assez dur, en même temps qu'une quantité considérable de gaz acide carbonique. M. Gaucherand, voulant profiter de la découverte importante qu'il venait de faire, réunit toute la masse de cette eau minérale dans un réservoir d'un mètre de profondeur qu'il couvrit d'une pierre de forme quadrangulaire au milieu de laquelle se trouve l'ouverture d'écoulement.

Cette source jaillit sous un élégant pavillon attenant à la maison d'habitation de son propriétaire.

L'eau de cette source est un peu moins chargée en bicarbonate de soude que la Marquise et la Camuse, mais elle est plus gazeuse qu'aucune de ces deux sources.

M. Ruelle, qu'une mort récente a enlevé à la médecine pratique qu'il exerçait depuis près de quarante ans avec autant de zèle que de succès, « accorde à la Chloé une supériorité bien marquée dans plusieurs cas d'affections gastro-intestinales, qui se présentent avec les caractères suivants : tantôt un dégoût insurmontable pour les aliments ; d'autres fois une augmentation d'autant plus fâcheuse de l'appétit, que les malades ne pouvaient s'y livrer impunément ;

des digestions lentes, laborieuses, accompagnées de retours acides, de vomiturations, de flatuosités abdominales ; un sentiment de malaise qui, partant de la région épigastrique, semblait s'irradier en quelque sorte sur tous les organes de l'économie ; une tristesse mélancolique habituelle ; enfin, une irritation nerveuse excessive : ces affections, signalées par les uns comme des gastriques chroniques, par les autres comme des gastralgies, des gastrodynies, des entéralgies, des hypocondries, etc., étaient, en général exemptes de tout mouvement fébrile. » Qui ne reconnaîtrait, observent MM. Pétrequin et Soquet, après avoir relaté ce passage des œuvres de notre regretté confrère, à ces symptômes la dyspepsie et toutes les autres affections chroniques du tube digestif que l'on traite avec succès aux Eaux de Vichy ? »

Voici comment M. Dupasquier décrit les effets de cette eau sur lui-même : « Depuis longtemps je m'apercevais d'un dérangement notable des fonctions digestives ; j'avais perdu l'appétit, et dès que je mangeais, une distension douloureuse se faisait sentir à l'épigastre ; puis survenaient des éructations fréquentes et des rapports acides très-désagréables ; une constipation opiniâtre, en déterminant continuellement des distensions gazeuses dans différentes parties du tube digestif, donnait lieu à un état de malaise et à un endolorissement du ventre presque continuels. Grâce à l'eau minérale de la Chloé, tous ces symptômes disparurent comme par enchantement dès le jour où je commençai à en faire usage : en résumé trois ou quatre jours de l'usage de la Chloé avait complétement fait disparaître l'indisposition pénible que j'y avais apportée. »

« Les engorgements du foie, de la rate, des reins, des ganglions mésentériques, de l'utérus, des ovaires, etc., éprouvent les plus heureuses modifications sous l'influence de l'eau de la Chloé. J'ai vu son action s'exercer d'une manière favorable dans plusieurs cas de coliques néphrétiques et de gravelle.

L'Eau de la Chloé se recommande aussi dans les cas d'écoulements chroniques liés à un état de débilité générale ou totale, comme la leucorrhée, l'aménorrhée, la dysménorrhée, enfin, dans la chlorose ou pâles couleurs qui se rattachent presque toujours à un dérangement de la menstruation. »   : (*Dupasquier*).

« Ne semble-il- pas en lisant ces faits cliniques, qu'il est question des Eaux de Vichy? »   (*Pétrequin & Soquet*).

« J'ai vu l'action de la Chloé s'exercer d'une manière favorable dans le catarrhe de la vessie et dans plusieurs cas de colique néphrétique et de gravelle. »   (*Dupasquier.*)

Les Eaux de Vals se rapprochent comme on le voit, dans leurs effets thérapeutiques, de la source non thermale des Célestins de Vichy. Ce résultat avait été déjà prévu par M. Pâtissier : « le bicarbonate de soude est presque pur dans les Eaux de Vals, qui, d'après leur composition chimique, doivent avoir la même efficacité que la source des Célestins de Vichy. Reste à savoir si l'observation sanctionnera ce que la chimie nous a fait pressentir. »

« L'observation a fait voir que ce *pressentiment était une vérité*. Quel médecin n'a pas eu à traiter ces jeunes femmes, ces jeunes filles à stature élevée, mais grêle, aux traits effilés, aux yeux brillants, ou pleins de langueur, à la démarche nonchalante; frêles, chétives, délicates, d'une impressionnabilité extrême. Ces malades aiment et recherchent la solitude. Elles pleurent sans motifs. Leur caractère est inégal, inquiet, susceptible. Souvent bonnes et affectueuses, elle semblent aller au devant des sensations vives. Leur sommeil est agité par des rêves bizarres, quelquefois pénibles. Tout, en elles, annonce un état indescriptible de souffrance. Elles ne veulent pas qu'on les console, qu'on leur parle : elles sont même fâchées qu'on s'occupe d'elles; l'intérêt qu'on leur témoigne semble les irriter. Sous l'influence de cet état vague, inconnu, la jeune malade, si elle n'est pas réglée ne se réglera pas ou se réglera difficilement; si elle l'est déjà, les règles deviendront pénibles, irrégulières, douloureuses et finiront par se supprimer. Les fonctions digestives se troubleront, l'amaigrissement progressif se déclarera, parceque le chyme, mal formé, sera de mauvaise qualité et qu'il donnera un chyle mal élaboré ; alors le sang cessant d'être vivifiant donnera lieu à des troubles nerveux très-variés, très-extraordinaires que M. Bouillaud a ainsi désignés : « Ce sont des palpitations, de l'oppression, de l'anxiété, des phénomènes gastralgiques, des étourdissements, des défaillances, enfin une foule d'accidents du côté du système nerveux.

L'estomac de ces intéressantes malades tombe dans une espèce de *torpeur*, dont aucun remède n'a pu le tirer. C'est alors que l'eau si éminemment gazeuse, alcaline et ferro-manganique de la Chloé, prise en boisson, exerce sur cet organe une action stimulante, vivifiante et prompte qui relève ses forces, régularise ses fonctions troublées et ramène la santé avec une merveilleuse facilité.

L'eau ferro-manganique de la Chloé rend encore des services signalés chez certaines jeunes femmes mariées ou non mariées présentant tous les symptômes d'une hydroémye à son début : ces malades sont pâles, lymphatiques, bouffies, d'un caractère mou, insouciant ; tout en elles dénote une atonie générale qui se traduit par une paresse dans les mouvements musculaires que rien ne peut vaincre.

On observe chez ces malades des troubles nombreux, mais variés dans la menstruation. S'il n'y a pas suppression de cette fonction, il y a difficulté, douleurs lombaires, sentiment de pesanteur à l'utérus, leucorrhée abondante ; souvent, à une constipation opiniâtre succède une diarrhée qui augmente la faiblesse générale.

D'après ce que nous venons de dire, il est facile de comprendre pourquoi cette source est aujourd'hui en grande faveur. Les cures nombreuses qu'elle a déjà opérées, et qu'elle opère tous les jours, justifient pleinement la bonne et solide réputation qu'elle s'est si promptement acquise.

L'eau de la Chloé supporte bien aussi le transport. Aussi, en expédie-t-on journellement en quantité. Elle se conserve pure longtemps, à cause du gaz acide carbonique dont elle est plus que saturée, et qui tient en solution tous les sels dont elle est chargée. Elle donne par 24 heures, 8,160 litres.

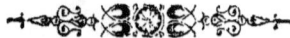

SOURCE LA DOMINIQUE.

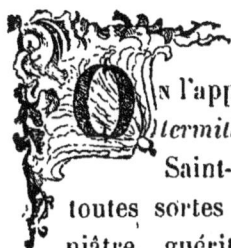

—

O n l'appelle, la *Dominique*, ou la fontaine des *fièvres in-termittentes*, à l'occasion d'un bon père de l'ordre de Saint-Dominique qui, après avoir tenté inutilement toutes sortes de remèdes contre une fièvre quarte fort opiniâtre, guérit en fort peu de jours par la boisson de l'eau de cette fontaine. » (*A. Fabre*).

Fièvres intermittentes, splénites chroniques, cachexie paludéenne.

Ainsi, deux cents aus avant toute théorie chimique sur laquelle on pût baser le traitement de ces maladies, on avait reconnu que l'usage en boisson de l'eau de la Dominique était avantageux dans les fièvres intermittentes qui avaient résisté avec un invincible opiniâtreté à tous les divers moyens qu'on leur opposait.

Depuis plus de deux siècles et demi, on reconnaît que l'eau de la Dominique, sagement administrée, guérit souvent, avec une promptitude qui tient du prodige, les fièvres intermittentes de tous les types et particulièrement les *tierces* et les *quartes*. C'est, à n'en pas douter, à l'arseniate acide de sexquioxide de fer qu'elle contient, en proportion infiniment heureuse, plutôt qu'au sulfate de fer, comme on l'avait cru jusqu'ici, que cette eau doit sa vertu anti-périodique. Ainsi, l'expérience et l'observation, ces deux bases fondamentales de toute médecine rationnelle, auraient encore ici, comme dans une infinité d'autres circonstances, devancé la science. En effet, ce n'est qu'en 1831 que M. Brun, pharmacien à Montelimar, par suite de l'analyse qu'il fit de cette eau, sous les yeux du savant et modeste professeur Chevallier, y constata, au moyen de l'appareil Marsh, la présence de l'arsenic en quantité impondérable, mais dans des proportions heureuses pour son administration intérieure·

Ce jeune et intelligent chimiste y constata encore la présence de l'acide sulfurique libre, ainsi que celle du sulfate de fer, en notable quantité.

L'analyse de l'eau de la Dominique, officiellement faite par M. O. Henry, a donné des résultats identiques à ceux qui y avait découverts ce jeune pharmacien.

Malgré les travaux des docteurs Desgranges, Fodéré, Gasc, Lordat, Dufour, Bouiller, Bry, Dupont etc. etc., la *médication fébrifuge arsenicale* était tombée dans l'oubli, quand les médecins militaires de notre armée d'Afrique employèrent les préparations arsénicales contre les fièvres intermittentes rebelles au sulfate de quinine.

Beaucoup de praticiens, sans nier les vertus fébrifuges des préparations arsénicales, se méfient de ce moyen si éminemment toxide, et ne l'emploient que bien rarement.

Je conçois cette méfiance ; je l'ai éprouvée moi-même quand j'ai été obligé de me servir de la liqueur de Fowler, de Boudin et des pilules de Barthon. Mais ici le malade ne court aucun danger en se conformant aux prescriptions du médecin qui connaît les effets que peut produire l'eau de la Dominique.

Il est pour moi parfaitement reconnu que l'eau de la Dominique est l'agent thérapeutique le plus énergique, le plus sûr qu'on puisse opposer aux fièvres intermittentes de tous les types ; aux splénites chroniques, aux cachexies paludéennes qui ont résisté aux préparations quinacées et autres.

J'ai pu observer qu'une saison suffisait, dans le plus grand nombre de cas, pour guérir radicalement la fièvre intermittente, mais qu'il n'en était pas de même pour les engorgements de la rate ; souvent les malades sont obligés de venir plusieurs années de suite pour obtenir une guérison radicale.

Chlorose, Chloro-anémie, Anémie, Atonie.

L'eau de la Dominique, à cause de son principe ferro-arsenical, est spécialement recommandée dans ces affections. Elle rend aussi d'importants services dans toutes les maladies qui, *comme cause ou comme effet* sont liées à un *appauvrissement* à une *déglobulisation du sang :* telles que les hémorrhagies passives, le scorbut, etc. etc.

Pour tous les médecins, le fer est aujourd'hui la *panacée* des maladies qui nous occupent en ce moment. Chez les chlorotiques, les anémiques, les scorbutiques, etc. etc., en effet, le sang décoloré manque de fer (1) : il est donc rationnel de chercher à rendre à ce fluide le principe dont il n'est pas suffisamment pourvu.

Tous les malades atteints de chlorose, d'anémie, de scorbut, d'hémorrhagies et d'hydropisies asthéniques, etc., qui, en raison d'idiosyncrasies, de susceptibilités particulières, n'avaient pu supporter les préparations martiales pharmaceutiques, se sont toujours bien trouvés de l'emploi de nos Eaux. Cela est bien facile à comprendre. L'estomac n'est pas un vase inerte dans lequel s'opèrent les transformations des corps inorganiques, comme sur la table du pharmacien ou le fourneau du chimiste. Jamais les produits du génie humain n'égaleront, quoi qu'on fasse, ceux qui sortent, formés de toutes pièces, du merveilleux laboratoire de la nature.

Comment le fer s'y prend-il pour guérir les maladies qui nous occupent ?

Les uns veulent que le fer, absorbé, passe dans le sang, et rende à ce fluide immédiatement ses principes réparateurs.

Suivant d'autres, le fer ne jouirait que d'une action tonique, sous l'influence de laquelle les fonctions digestives reprendraient leur énergie naturelle.

Mais, que le nombre des globules sanguins s'opère aux dépens du fer absorbé, ou que ce fer, en tant que tonique, place l'organisme dans des conditions telles qu'il puisse prendre dans les aliments (2) ce qu'il en faut pour la reconstitution des globules, il n'en est pas moins vrai que le fer joue un rôle des plus notables dans toutes les maladies où le sang est appauvri et a besoin de reprendre

(1) Le sang d'une femme bien portante, d'après MM. Andral et Gavaret, sur 1,000 grammes renfermerait 127 globules, tandis que chez celle qui est chlorotique, le chiffre des globules peut descendre jusqu'à 58, la quantité de fibrine restant, d'ailleurs, à peu-près la même que dans l'état de santé.

Ceci rend raison de la pâleur et de la liquéfaction du sang dans la chlorose, ainsi que de la plupart des symptômes singuliers qui l'accompagnent, car le sang dépouillé en partie de ces principes excitants, ne se trouve plus dans les conditions convenables pour porter aux organes l'animation qui leur est nécessaire.

(2) Le fer existe presque dans tous les aliments. Le pain, qui est la base de l'alimentation, en contient autant que la chair de bœuf. Si le fer en était exclu, assure Leibig, la vie organique deviendrait impossible.

ses qualités normales, maladies que quelques nosographes ont même voulu décorer d'un nom nouveau en les appelant *aglobulies*.

On reproche à nos Eaux de n'être pas assez ferrugineuses : ce reproche n'est pas fondé. La petite quantité de fer et de manganèse (0,022 pour la Chloé, 0,044 pour la Dominique) qu'elles contiennent est, selon moi, une des causes de leur efficacité ; car ceux-ci facilement accueillis par l'estomac peuvent passer sans trouble dans le torrent de la circulation, et exercer une action tonique et excitante d'autant plus profonde qu'elle peut être longtemps soutenue sans révolte des organes.

Est-il vrai d'ailleurs, en matière médicale, que les remèdes ne varient dans leur action que du plus au moins ? Que peut-il y avoir de commun entre les merveilleux arcanes qui président à la vie et nos idées de poids, de quantité et de mesure ?

Quelques médecins, tout en reconnaissant que nos Eaux minérales ferro-manganiques et ferro-arsenicales guérissent la chlorose, l'anémie, le scorbut, les hémorrhagies passives etc. etc., pensent qu'elles restent impuissantes contre l'aménorrhée qui accompagne si souvent la chlorose et l'anémie. C'est une erreur. Chez tous les anémiques, les chlorotiques que j'ai traités, l'eau de la Chloé d'abord, puis celle de la Dominique rétablissaient le flux utérin en même temps que la santé générale.

Les bons effets de l'eau de la Dominique dans les hémorrhagies et les hydropisies asthéniques dépendent probablement de leur action tonique et astringente qui, en activant les fonctions de l'estomac, excite les contractions musculaires des intestins et favorisent ainsi la circulation veineuse abdominale, et, par suite, l'absortion générale, l'assimilation et la nutrition.

On donne le nom de *cachexie*, au défaut d'assimilation, de nutrition provenant de la *dépravation* des *humeurs*. Cette maladie est généralement caractérisée par la bouffissure et l'infiltration de la face, la teinte jaune paille de la peau, par un sang fluide trop séreux, par la perte de cohésion de la plupart des tissus et la langueur de toutes les fonctions que l'on observe à la fin de certaines maladies parvenues à leur plus haut degré.

L'eau ferro-arsenicale de la Dominique a contre cette maladie une influence curative très-prononcée si on l'emploie en boisson, en frictions, en lavements. Je ferai observer que ce dernier moyen n'est pas assez employé à Vals ; je pense même, qu'avant moi, il ne l'était pas du tout. Cependant il peut rendre de grands services, surtout quand les voies digestives ne peuvent supporter l'eau en boisson.

CONCLUSION. Entre les mains d'un médecin habile et expérimenté, les eaux de la Dominique peuvent devenir un moyen *héroïque* contre beaucoup de maladies graves et anciennes ; mais lui seul peut décider de son opportunité et de la quantité qu'il faut en boire, car son usage intempestif a souvent donné lieu à des accidents graves et même mortels.

J'espère, dans quelques années, pouvoir élargir le cercle des affections qu'on peut traiter par l'eau de la Dominique, mais les observations que j'ai pu faire ne sont encore ni assez nombreuses, ni assez concluantes pour être exposées ici.

Pourra-t-on un jour employer l'eau de cette source, comme antipériodique, contre les névralgies intermittentes, comme un moyen puissant contre certaines maladies de la peau, de la syphilis, des affections cancéreuses, de *quelques* maladies spino-cérébrales, etc. ? je le pense : sans oser l'assurer.

Je disais en 1853, dans mon *Essai sur un Guide pratique aux Eaux de Vals :* « j'ai traité l'année dernière, avec un succès qui a dépassé de beaucoup mon attente, le lichen, le prurigo, l'eczéma simplex, la teigne *furfuracée,* surtout chez les enfants débilités par de longues maladies. »

Je fus vivement critiqué pour cette *innovation téméraire, fausse, absurde* même. Ceux qui me blamaient alors vont aujourd'hui plus loin que je n'étais allé, et donnent à la Dominique un rôle qu'elle est quelquefois impuissante à jouer.

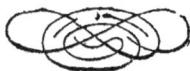

SOURCE LA SAINT-JEAN.

—

MONSIEUR Firmin Galimard a trouvé l'année dernière, au moyen d'un forage peu profond, une source d'eau minérale *acidule gazeuse, alcaline, carbonatée, sensiblement ferrugineuse*, que tous les vieillards de Vals comparent à celle de l'ancienne source la St-Jean.

Cette découverte serait d'autant plus importante que la St-Jean, disparue par suite de la mémorable et terrible inondation de 1827, était une des sources les plus précieuses de notre station thermale.

En 1657, M. A. Fabre disait en parlant de cette source : « quelques observateurs appellent la St-Jean la *fontaine des vieillards* et des *jeunes-gens* qui ont l'estomac débile, la *poitrine* sèche et faible et la texture délicate. J'ajoute à leur observation et à leur pensée que c'est la *fontaine de tout le monde*; puisqu'elle seule purge beaucoup et très-doucement par le bas et par les urines; provoque de fort médiocres sueurs; rétablit l'appétit perdu; donne une incroyable disposition au corps et une force extraordinaire à l'estomac et aux intestins qui la *souffrent* et la digèrent avec une véritable euphorie et un bonheur tout particulier; et pour le porter plus loin, et enchérir sur cela, je puis appuyer cette vérité de mon exemple, puisque depuis plus de dix ans, je ne bois point d'autres eaux minérales que celle de la St-Jean que *j'estime autant au-dessus des autres sources que le divin Sauveur assure que le grand St-Jean était relevé en grâce et en gloire sur les autres saints.* »

« Elle rafraîchit, elle dégage, elle redonne l'appétit, elle purge par toutes les voies beaucoup mieux et plus doucement que les autres. Jamais on en a pris à faux; jamais elle n'a manqué l'effet prétendu; et si l'on se plaint de cette fontaine, c'est qu'elle n'est

pas si *féconde*, si abondante en eau (1) comme elle l'est en effets
et en qualités merveilleuses. »

« Que personne, ajoute le même auteur, ne craigne donc point
d'y venir sous prétexte de mal de poitrine, ou de faiblesse d'estomac ;
au contraire, on doit en ces maux ne boire que de celle-ci : et si
l'on veut passer aux autres, on doit toujours commencer par la
boisson de la St-Jean. »

Il m'a été encore impossible de m'assurer, par des observations
nombreuses, concluantes, si l'eau de la nouvelle St-Jean pourra
être avantageusement utilisée dans les affections de la poitrine, que
l'eau de nos autres sources (la Dominique exceptée), aggravent.
Tout ce que je puis assurer c'est que plusieurs ouvrières qui toussaient
beaucoup et depuis longtemps, n'ont pas vu augmenter leur toux
pendant qu'elles buvaient journellement et même à haute dose l'eau
de cette source : je puis même assurer que quatre à cinq de ces
ouvrières attribuent la guérison de leur toux à l'usage de cette eau.

Avant de nous prononcer sur les vertus thérapeutiques de l'eau
de cette nouvelle source, nous attendrons que le temps, l'observation, l'expérience aient définitivement prononcé leur arrêt.

Si nous ne connaissons pas encore cette eau au point de vue thérapeutique, nous la connaissons comme eau de *table et de luxe*.

Éminemment raffraîchissante, digestive, diurétique, l'eau de la
St-Jean fortifie l'estomac, ravive l'appétit, et se recommande par
son goût agréable, sa saveur piquante et par son mélange au vin, au
sirop et aux liqueurs avec lesquels elle s'allie parfaitement.

La facile digestion de cette eau permet d'en faire un usage habituel et même une grande consommation.

Parfaitement claire et limpide, l'eau de la nouvelle St-Jean ne se
trouble ni ne dépose. Elle est facilement exportable ; car elle se
conserve admirablement, surtout lorsqu'on la renferme dans des
bouteilles d'un litre hérmétiquement bouchées.

Ici se présente une question d'un grand intérêt, que le cadre que
je me suis imposé me permet à peine d'effleurer, je veux parler de
cette détermination que devraient prendre les possesseurs d'eaux

(1) La nouvelle St-Jean est abondante.

minérales naturelles de *table et de luxe* pour faire une concurrence sérieuse aux eaux factices, dites *artificielles*.

Il est parfaitement reconnu aujourd'hui par tous ceux qui s'occupent de la santé publique, que les eaux artificielles augmentent le nombre des affections de l'appareil digestif, et provoquent très-souvent des dégénérescences squireuses et des ramolissements de la muqueuse digestive.

« La sollicitude éclairée des médecins, tout en signalant le péril, a encouragé de tous ses efforts l'introduction des eaux minérales gazeuses naturelles sur nos tables, substituant ainsi à des *habitudes* meurtrières une action toujours bienfaisante. » (*O. Henry*).

Il faut donc substituer aux eaux factices les eaux naturelles.

« Mais pour obtenir un résultat si désirable, deux choses indispensables sont à faire : 1° *Livrer l'eau minérale naturelle au plus bas prix possible ;* 2° *La mettre à la portée de tous dans le plus parfait état de conservation.*

Buvez des eaux gazeuses naturelles ; le produit de la nature vaut mieux que celui du laboratoire.

L'eau gazeuse *artificielle est une machine à vapeur qui éclate.*

L'eau gazeuse naturelle est une *machine à vapeur qui marche.*

Bouchez bien, et l'on vous débouchera.

« Sans aucun doute, si les propriétaires des sources se fussent préoccupés de leurs véritables intérêts en mettant leurs produits à la portée de tous ; s'ils se fussent mieux tenus au courant des tendances et du goût du public, l'usage immodéré (1) d'une boisson souvent nuisible n'aurait jamais pris, dans toutes les classes de la société, la place que devaient seules y occuper ces eaux si merveilleusement douées, si bienfaisantes, si belles, si pures, en un mot, les eaux naturelles gazeuses. Que les propriétaires des sources de la Marie et de la St-Jean de Vals veuillent bien y réfléchir sérieusement, il en est temps encore ; l'enjeu est magnifique, et nous avons l'intime conviction que l'Administration, toujours soucieuse

(1) Aujourd'hui Paris seul compte environ soixante fabriques d'eau de Seltz artificielle, qui livrent à la consommation de 10 à 15 millions de bouteilles par année ; de plus, chaque ville de province en possède une et même plusieurs.

de la santé publique, verra avec plaisir leurs efforts et qu'elle les encouragera. »   *(un Anonyme).*

Alors une nouvelle ère commencera pour notre station thermale ; et comme M. Costa de Gerda, *je prendrai ma lyre pour célébrer ce joyeux avènement.*

SOURCE LA CAMUSE.

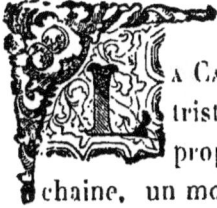

A Camuse jaillit sous la voûte d'une maisonnette d'assez triste apparence. Les propriétaires de cette source se proposent de lui élever, pour la saison thermale prochaine, un monument digne de sa précieuse minéralisation et de ses hautes vertus thérapeutiques.

CONSTIPATION.

Toutes les années, il nous arrive du midi de la France un grand nombre de malades qui vivent sous l'influence maladive d'une constipation aussi pénible qu'opiniâtre. Tous ces malades aiment à boire l'eau de la Camuse : plusieurs s'en trouvent bien. A quoi attribuer l'effet purgatif qui se prononce généralement chez les malades qui font usage de cette eau ? Évidemment, on ne peut l'attribuer à quelques centigrammes de magnésie que contient cette source

Cette eau purgerait-elle par son propre *poids*, par *indigestion* comme l'a constaté, pour les Eaux de Vichy, M. Fouet? Je serais tenté de le penser; sans pouvoir cependant en administrer une preuve péremptoire. D'abord, je ferai observer que l'eau de la Camuse contient beaucoup moins de gaz acide carbonique que les autres sources bicarbonatées sodiques de Vals, et que, par cela même, elle doit être plus difficile à digérer : car, il est aujourd'hui hors de doute que plus une eau minérale est riche en gaz acide carbonique, plus *facile en est la digestion*. J'ai constaté aussi que les malades qui voulaient obtenir l'effet purgatif, buvaient de 8 à 15 verres de cette eau, et que souvent même ils en ingurgitaient, *coup sur coup*, deux grands verres.

Quoi qu'il en soit de ces explications, que je ne donne que comme problématiques, il est constant et avéré que l'eau de la Camuse, à dose un peu élevée, purge légèrement, sans douleur, sans colique, sans secousse, la grande majorité des malades qui en font usage pendant une huitaine de jours consécutifs, et qu'elle détruit les constipations les plus rebelles et les plus opiniâtres.

GOUTTE.

Vous savez, dit M. Trousseau, jusqu'à quelle *frénésie* on a poussé dans ces derniers temps l'emploi des eaux minérales de Vals, de Vichy, de Carlsbad. *Mon opinion est qu'il n'existe pas dans le monde une médication plus dangereuse que celle-là. J'ai certainement vu pour ma part plus de 500 malades ayant été à Vichy et s'en étant horriblement trouvés;* et je ne sais pas en revanche si mes souvenirs me retraceraient *quelques cas isolés d'amélioration réelle.* Ces eaux, si fortement alcalines, sont *inconsidérément* prescrites par les médecins, et elles sont *sottement* prises par les malades : le *péril* qu'il en résule, est trop souvent *irrémédiable.* »

Malgré la sentence d'excommunication fulminée par M. Trousseau contre trois stations thermales, où se pressent, chaque année, grand nombre de goutteux qui sont loin de partager la manière de voir, par trop absolue, de l'éminent professeur, j'engagerai les personnes atteintes de cette cruelle maladie de se rendre à Vals; et je puis leur promettre d'avance que si elles veulent prendre nos eaux, comme il convient de le faire, elles n'auront qu'à s'applaudir de n'avoir pas pris en considération l'anathème lancé *ex cathedra*, par le célèbre médecin de l'Hôtel-Dieu de Paris.

Nous avons pu observer, dans d'assez nombreuses circonstances, que chez les goutteux, dont les accès étaient précédés ou suivis d'un dérangement marqué des fonctions digestives, se manifestant par un profond dégoût pour les aliments, par des renvois acides, des flatuosités abdominales, par une constipation opiniâtre, etc. etc., les eaux de la Camuse étaient plus salutaires, plus efficaces que chez les goutteux qui n'éprouvaient qu'à un faible degré ces phénomènes morbides.

M. Trousseau reconnaît lui-même que la goutte et la gravelle sont sœurs. Or, les eaux de Vichy, de Vals, de Carlsbad guérissent incontestablement la gravelle : pourquoi seraient-elles un si grand *péril* pour la goutte? Évidemment M. Trousseau a de beaucoup exagéré le danger que courent les goutteux qui usent des eaux des trois stations thermales qu'il a englobées dans le même anathème.

Dans la goutte, comme dans la gravelle, c'est le principe même de l'affection, la *diathèse urique*, (1) que combat l'eau si éminemment alcaline de la Camuse. Sans nul doute, nous en convenons sans peine, l'eau de cette source a une influence curative bien plus marquée sur la gravelle que sur la goutte : mais, il est certain que nous n'avons jamais pu constater que son usage, bien dirigé, ait eu

---

(1) La goutte est-elle due à l'acide urique? ou bien n'est-ce qu'une variété d'irritation recevant ces caractères du tissu qu'elle envahit ? Grave question qui attend encore sa solution.

Constatons cependant que les docteurs Petit, Barthez, Durand-Fardel, Dubois, reconnaissent que la goutte a les plus grands rapports avec la gravelle, et que ces deux maladies *fraternisent* par l'alternative, la co-existence de leurs accès, par *l'élément commun de leur organisation, l'acide urique et ses composés*, par l'identité de leur développement sous l'influence des mêmes causes : l'excès des matériaux nutritifs, l'intempérance, la vie sédentaire, etc. etc. Quelles que soient les opinions, quels que soient les débats de praticiens fort distingués, il résulte d'observations nombreuses et parfaitement constatées que la médication par les eaux de Vals, de Vichy, de Carlsbad, aidée d'un bon régime, a les effets les plus avantageux dans le traitement de la goutte.

des résultats plus *fâcheux*, plus *irremédiables* chez les goutteux que chez les graveleux,

Pourquoi les goutteux se trouvent-ils mieux de l'usage de l'eau de la Camuse que de celui des autres sources bicarbonatées sodiques de Vals? Je pense que cela tient à ce que, comme je l'ai observé, cette source contient moins d'acide carbonique qui, chez les goutteux, ordinairement sanguins, bilieux et pléthoriques, agite, trouble généralement le système vasculaire et peut amener des congestions cérébrales.

Celui qui, atteint d'une goutte ancienne ou héréditaire, croirait trouver la guérison de cette cruelle maladie en venant passer à Vals quelques jours, ne doit pas y venir, s'il ne veut pas modifier ses habitudes et son régime. « L'homme viveur, dit M. Dubois, doit se priver d'une nourriture trop succulente, trop animalisée, de boissons excitantes, telles que le vin pur et les boissons alcooliques. L'homme de cabinet, qui a des habitudes trop sédentaires, doit prendre un exercice de corps qui lui répugne souvent : s'il veut guérir, il se fera violence : à ce prix seul il pourra réussir. Car, il ne faut pas se le dissimuler, pour tous les goutteux l'exercice est la condition première pour éviter les accès ; et il ne s'agit pas d'un exercice passif, d'aller en voiture, ou de faire une promenade à pied ; il faut *tous les jours* un exercice violent, auquel prenne part tout le corps. Dès que les douleurs d'un accès se calment et permettent quelques mouvements, il faut se mettre à l'œuvre. Les eaux de Vals, sans un exercice continu, proportionné aux forces, à la dose de nourriture, deviennent à peu-près inutiles ; le soulagement obtenu par les eaux seules serait bientôt dissipé, et le mal deviendrait aussi intense qu'auparavent.

Aussi, quand les goutteux, rentrés chez eux, voient disparaître petit à petit l'amélioration qui s'était prononcée pendant qu'ils faisaient usage de nos eaux, c'est qu'ils reviennent trop vite à leurs habitudes, et qu'ils oublient la recommandation que je leur fais toujours de boire à domicile, de temps à autre, quelques bouteilles

IVme

d'eau de la Camuse. Il en est de même, on ne saurait trop le répéter, et c'est probablement de ceux dont parle **M.** Trousseau, qui profitent du surcroît d'appétit que leur donnent nos Eaux pour manger plus que d'habitude, quelquefois même pour se gorger d'aliments de haut goût et par trop succulents. Ces malades ne devraient jamais oublier qu'une vie sobre, active est le meilleur moyen. prophylactique qu'ils puissent employer pour se débarrasser d'une maladie qui les rend si tristes, si inquiets, si mécontents des autres et d'eux-mêmes.

En donnant à l'eau de la Camuse une *action spéciale* contre la constipation et contre la goutte, je ne prétends pas dire qu'elle ne puisse être utile que dans ces deux maladies. Loin de là ; l'eau de cette source peut être avantageusement employée dans toutes les affections contre lesquelles on prescrit les eaux de la Chloé et de la Marquise. Dans beaucoup de cas, il convient de consulter le goût des malades qui ont des préférences pour l'eau de l'une de ces trois sources, tandis qu'ils trouvent mauvaise celle des deux autres sources qui, chimiquement parlant, sont absolument les mêmes.

Depuis quelques années surtout on exporte quelques caisses d'eau de la Camuse. Je verrais avec plaisir cette exportation augmenter : d'abord parceque cette eau, d'après plusieurs malades, qui en ont fait usage à domicile, peut parfaitement supporter le transport sans altération notable, mais ensuite parceque j'ai la conviction qu'elle peut rendre des services signalés dans toutes les affections où la médication alcaline est indiquée.

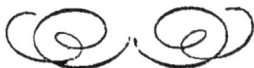

LA SOURCE DES BAINS.

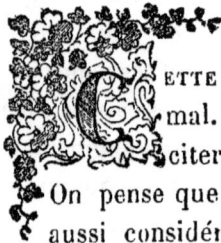

—

ETTE source est située derrière l'établissement thermal. Elle est enfermée dans une vaste et profonde
citerne où viennent se joindre les eaux de la Chloé.
On pense que le volume d'eau de cette source est à lui seul
aussi considérable que celui de toutes les autres sources de
Vals. La vérité est qu'elle peut fournir assez d'eau pour donner
250 bains par jour.

Le résidu de l'eau de cette source donne à l'alcalimètre de Dé-
croizilles 84 degrés, tandis que l'eau la plus alcaline de Vichy n'en
donne que 82. Comme les eaux de Plombières, du Mont-Dore, de
Vichy, etc. etc., elle contient une quantité appréciable d'arsenic.

MM. O. Henry et Lhéritier attribuent toute l'action médicamen-
teuse des eaux de Plombières à l'arsenic. « L'arsenic, d'après ces
chimistes, est la seule substance qui puisse expliquer l'action curative des eaux de Plombières, en dehors des propriétés qu'elles
tiennent de leur température, de leur *état d'eau* et de l'ensemble
même de leur composition chimique. »

« L'arsenic, dit M. Barthez, de Vichy, donné également à petites doses, ainsi qu'il existe dans ces eaux, a été préconisé par mon collègue Boudin comme un excellent antipériodique dans les *névralgies* et les fièvres d'accès, et par Fowler comme un moyen puissant de guérison des maladies de la peau, du rhumatisme, de la syphilis, des exanthèmes et des affections cancéreuses. »

L'arseniate de soude, assure M. Dubois, de Vichy, est un des modificateurs les plus puissants de l'économie, et cette dose (2 milligrammes par litre), qui paraît minime, est plus que suffisante pour nous convaincre que ce sel doit compter pour beaucoup dans l'effet thérapeutique de nos eaux. »

En 1850, M. Bertrand fils, à la fois médecin et chimiste des plus distingués, reconnut pour la première fois la présence de l'arsenic dans les eaux du Mont-Dore. En 1854, l'illustre Thénard étant allé faire, pour cause de santé, une saison à ces thermes, put s'assurer que non-seulement les eaux du Mont-Dore, mais celles de St-Nectaire, de Royat, etc., contenaient de l'arseniate de soude à la dose *d'un milligramme* par litre.

« M. Thénard ne doute pas que le sel arsenical ne communique à ces eaux une puissante action sur l'économie. »

Si l'on veut se rappeler les énergiques effets des composés arsenicaux solubles sur tous les êtres organisés ; si, d'autre part, l'on considère les avantages positifs de l'arsenic dans les fièvres périodiques rebelles, les succès qu'un certain nombre de praticiens lui attribuent contre les maladies de l'appareil respiratoire, on ne pourra se refuser à reconnaître ce que l'opinion de l'illustre chimiste a de fondé.

1° L'arsenic est un médicament énergique.

2° Les eaux qui contiennent ce sel en proportions variables exercent une action spéciale et reconnue ; à Vals contre les fièvres périodiques rebelles, le scorbut, les cachexies paludéennes etc. etc., ailleurs contre les affections pulmonaires.

Entre la composition chimique et l'effet médicamenteux, n'y a-t-il pas corrélation étroite et directe? Si la vérité n'est pas là toute entière, du moins est-il permis de penser qu'on en tient une moitié. Ainsi se justifie et s'explique l'opinion tant de fois émise par les médecins d'eaux thermales, et sur l'efficacité de leurs sources, et sur l'infidélité des eaux *artificielles* qui ont la prétention de les imiter : que penser à cette heure de tous ces portraits?.. Certes, c'est de la haute fantaisie, on peut le dire. Et, par exemple, au nombre des couleurs magistralement broyées sur la palette, lequel de ces peintres s'était avisé de faire figurer l'arsenic?.. Mais qu'importe? Tant de gens ont, (comme l'abbé Vertot), leur siège tout fait et n'y souffrent pas volontiers de dérangement. A bien des esprits le doute, *ce doux oreiller* de Montaigne, offre un attrait irrésistible. L'incrédulité d'ailleurs est un rôle si facile. Chercher est pénible ; regarder attentivement fatigue les yeux. Mais à l'esprit sérieux et réfléchi l'étude enseigne la foi. » *un anonyme.*

Je possède, au point de vue du traitement de plusieurs maladies par nos eaux ferro-arsenicales, quelques faits, peu nombreux à la vérité, mais si surprenants, si en dehors de l'ordinaire, du *connu*, que je ne me déciderai à les livrer à la publicité que lorsque, par leur nombre, leur authenticité, ils pourront porter dans l'esprit de mes confrères la conviction qui existe déjà dans le mien; tant je crains de provoquer sur la physionomie de quelques-uns ce que Montaigne appelait un léger *ply de Gascogne.*

Cependant un poète n'a-t-il pas dit :

Croire tout découvert est une erreur profonde :
C'est prendre l'horizon pour les bornes du monde.

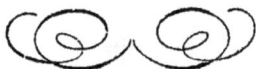

PROPRIÉTÉS THÉRAPEUTIQUES.

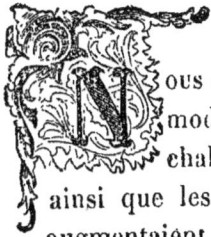

Nous avons déjà vu que les Eaux de Vals, prises à dose modérée, déterminaient une sensation agréable de chaleur à l'estomac, qu'elles excitaient cet organe, ainsi que les intestins et les organes abdominaux dont elles augmentaient les sécrétions ; que leur action ne se bornait pas à ces effets locaux ; qu'elles imprimaient une activité plus grande à la nutrition et à l'assimilation, et qu'elles réagissaient, par leurs effets consécutifs, sur tout l'organisme.

En effet, sous leur salutaire influence, le pouls s'accélère légèrement et devient plus fort, plus développé, la respiration plus fréquente, les mouvements musculaires plus libres, plus énergiques; alors apparaissent, comme par enchantement, un bien-être intérieur, un accroissement de vigueur tel que les malades se sentent comme *régénérés*.

Nous allons rechercher, avec tout le soin dont nous sommes capable, quelles maladies réclament l'emploi de nos eaux et quelles précautions il faut prendre dans leur administration.

L'expérience et l'observation d'un grand nombre de faits cliniques, recueillis avec soin et intelligence, ont, depuis bientôt trois siècles, prouvé d'une manière incontestable que les eaux de Vals pouvaient être avantageusement employées dans toutes les maladies pour lesquelles on envoie à Vichy. Je pourrais citer le nom d'une foule de malades qui ont trouvé dans nos Eaux un soulagement et même une guérison qu'ils avaient vainement demandé plusieurs années de suite à leurs rivales préférées.

Un célèbre inspecteur de Vichy, le vénérable M. Prunelle, nous avait adressé plusieurs malades. Cet illustre praticien avait une grande confiance en nos Eaux, qu'il regardait comme de beaucoup supérieures à celles, dont il était l'inspecteur, surtout quand il s'agissait d'attaquer les affections profondes, anciennes, opiniâtres, ou à relever les forces vitales des organes et de l'économie tombées depuis longtemps dans un état atonique très-prononcé.

J'ai, depuis dix ans, acquis la conviction, conviction basée sur des observations nombreuses, concluantes, irrécusables, que les eaux de Vals peuvent être employées avec autant de succès que celles de Vichy depuis surtout que M. F. Gaucherand, cédant aux pressantes sollicitations de notre savant et très-regrettable ami, le docteur Ruelle, a fait construire, sous la direction de cet habile ancien inspecteur de nos Eaux, un établissement thermal parfaitement entendu : quoi qu'en ait pu dire M. Constantin James, qui, paraît-il, se montre très-exigeant à l'endroit de *certains Établissements* ; alors surtout qu'il ne les connaît pas ou qu'il ne les connaît qu'imparfaitement

Nous rangerons ces maladies sous les cinq chefs suivants :

1° Maladies de l'appareil digestif, y compris l'appareil biliaire ;

2° Maladies de l'appareil urinaire;

5° Maladies de l'appareil de la locomotion ;

4° Maladies de l'appareil sexuel ;

5° Maladies générales que l'on pourrait appeler *totius substantiœ*, qui comprendront les cachexies, l'atonie, la chlorose, la chloro-anémie, la cachexie paludéenne, l'affection scrofuleuse.

§ I. *Maladies de l'appareil digestif.*

Nous nous occuperons, dans deux paragraphes distincts, 1° De l'appareil digestif proprement dit, 2° De l'appareil biliaire. Les principales affections de cet ordre que l'on peut traiter aux Eaux de Vals, sont, pour *l'estomac :* la dyspepsie, la gastralgie, le pyrosis, le pica, les vomissements, la gastrite chronique ; pour *l'intestin,* les entéralgies, l'entérite chronique, la diarrhée, la constipation.

Dyspepsie.

Le mot dyspepsie, pris dans son véritable sens étymologique, signifie *difficulté de digérer*. La dyspepsie est *stomacale* ou *intestinale*, selon que les troubles digestifs s'adressent à la première ou à la seconde digestion. Dans la dyspepsie *stomacale* les digestions sont lentes, difficiles, pénibles, quelquefois douloureuses, rarement impossibles. Dans la dyspepsie *intestinale* la digestion stomacale s'opère bien, mais quand le bol alimentaire arrive dans les intestins, les malades éprouvent de la pesanteur, de la gêne, des flatuosités, des douleurs sourdes et généralement une constipation opiniâtre.

1° La dyspepsie simple n'est qu'un trouble fonctionnel qui d'ordinaire ne s'accompagne d'aucune douleur, mais qui a pour cortège tous les symptômes d'une surcharge stomacale et ceux d'une nutrition insuffisante. L'anorexie ou défaut d'appétit est le symptôme le plus saillant de cette affection.

2° *Dyspepsie acide.* Quand, sous l'influence d'une modalité nerveuse encore mal définie, l'estomac sécrète en trop grande quantité des acides; ces liquides peuvent changer de nature, devenir d'une aigreur extrême, et être rejetés par des régurgitations et des vomissements. C'est la dyspepsie acide, forme que tous les bons observateurs regardent comme la plus grave, et cependant la seule que M. Fleury veut, ou plutôt *permet* de traiter par les eaux alcalines. « Ces eaux, prises à la dose de trois ou quatre verres par jour, combattent très-efficacement les sécrétions acides; mais, ajoute le médecin de Bellevue, nous ne leur reconnaissons guère d'autre utilité que celle-là dans le traitement de la gastralgie. »

Si M. Fleury avait exercé la médecine à Vals pendant seulement une saison thermale, il aurait pu se convaincre que presque tous les dyspeptiques, tributaires de nos Eaux, nous quittent ou guéris ou grandement soulagés; il n'aurait pas déclaré qu'il est plus qu'irrationnel d'envoyer aux eaux alcalines les cachectiques, les chlorotiques, les anémiques, les atoniques, les lymphatiques, les scrofuleux, et voire même les dyspeptiques. Il aurait vu aussi que les chloroses

les anémies, les scrofules marchent rarement séparées d'un trouble plus ou moins considérable des organes digestifs ; que ces affections s'engendrent mutuellement, qu'elles s'entretiennent les unes
les autres sans qu'il soit souvent possible de reconnaître quel est
l'accident initiateur.

J'ai pu me convaincre, et cela malheureusement trop souvent,
que lorsque, sous l'influence de nos eaux, employées sous toutes les
formes, l'appétit ne se réveillait pas, je n'obtenais aucun résultat
satisfaisant ; que lorsque, au contraire, nos eaux produisaient sur
le tube digestif une modification favorable ; alors, mais seulement
alors, les affections diathésiques ou générales s'amendaient ou disparaissaient avec les troubles digestifs, troubles que je regarde
comme la cause la plus ordinaire de l'appauvrissement du sang.
D'ailleurs, pourquoi ne guéririons-nous pas à Vals les chlorotiques,
les anémiques, les atoniques etc. etc., ne pouvons-nous pas faire ;
ne faisons-nous pas ce que M. Fleury fait à Bellevue : de l'hydrothérapie ?

Je déclare ici, comme vérité absolue, que plus des deux tiers
des dyspeptiques, tributaires de nos eaux, guérissent à Vals en une
seule saison.

3° *Dyspepsie boulimique.* Dans cette forme de dyspepsie, relativement rare, les malades éprouvent un besoin irrégulier de manger : ce besoin devient souvent tellement impérieux que les malades
sont obligés de le satisfaire à toute heure du jour et même de la nuit.

4° *Dyspepsie flatulente.* Dans cette dyspepsie, il se produit dans
le canal alimentaire un énorme développement de gaz qui distendent et ballonnent l'estomac et les intestins, et qui s'échappent par
la bouche ou par l'anus, selon que la dyspepsie est stomacale ou intestinale.

Traitement. Au point de vue de son traitement par nos eaux
minérales, la dyspepsie doit être divisée en idiopathique et en symptômatique. Quand elle est idiopathique, c'est-à-dire qu'elle dépend
d'un trouble fonctionnel de l'estomac ou de l'intestin, on doit l'attaquer directement : quand elle est symptômatique, il faut attaquer
simultanément la maladie-mère. Essayons de nous faire comprendre

par les personnes étrangères à l'art de guérir.

Il arrive très-souvent que les femmes atteintes d'affections des organes sexuels (pertes blanches, difficulté, cessation de la menstruation etc. etc.), que les hommes atteints de pertes séminales, de catarrhe vésical etc. etc., éprouvent des digestions lentes, difficiles, pénibles : dans ces cas, qui sont loin d'être rares, il faut évidemment attaquer simultanément et même plus particulièrement les divers états morbides sous l'influence desquels la dyspepsie s'est manifestée ; sans cela il est probable que cette même dyspepsie traitée seule ne tarderait pas à reparaître, alors même qu'elle aurait été profondément modifiée.

Quand la dyspepsie est sous l'influence d'un principe diathésique (goutte, gravelle urique, rhumatisme, scrofule etc.,) ou par une maladie générale, chlorose, anémie, atonie, cachexie etc., il convient encore de diriger le traitement contre ces affections, c'est-à-dire attaquer la diathèse, l'état général eux-mêmes ou aumoins tâcher de les modifier aussi profondément que possible, si l'on veut obtenir des cures réelles et durables.

Nos eaux doivent être employées à faible dose dans les dyspepsies soit stomacales soit intestinales, soit idiopathiques, soit symptômatiques. On doit toujours, surtout au début du traitement, craindre d'imposer un nouveau travail aux organes digestifs déjà fort empêchés dans le travail de la digestion. Les bains, les douches, les lavements, les affusions etc. etc., sont plus particulièrement indiqués dans ces affections que l'eau prise en boisson.

GASTRALGIE.

La gastralgie est la névralgie de l'estomac. La douleur est la manifestation la plus éclatante de cette cruelle affection. Cette douleur se fait sentir ordinairement au creux de l'estomac, vers l'orifice supérieur de cet organe ; son étendue n'a rien de bien fixe, car tantôt elle est limitée à la région épigastrique, tantôt elle s'irradie au loin : cette douleur est tantôt vive, aigüe, déchirante ; tantôt

elle est sourde, mais anxieuse, tantôt elle est brûlante, avec per-
version et altération des fluides gastriques. Cette maladie semble
être sous la dépendance exclusive des filets du nerf vague qui, de
l'avis unanime des physiologistes expérimentateurs, préside à la
sensibilité spéciale de l'estomac.

Tantôt la gastralgie est franchement intermittente, d'autres fois
elle est rémittente; elle peut avoir une marche progressivement
continue, ou s'exaspérer d'emblée, durer de longues heures, ou
quelques minutes seulement, cesser peu à peu ou soudainement.

Sous le rapport hydrologique, assure M. Roubaud, la gastralgie
continue ne doit attendre des *Eaux minérales* qu'une *aggravation*
et non un *soulagement*.

L'excitation produite par *n'importe quelle* eau minérale serait un
aliment de plus à l'excitation déjà existente; ce serait, comme on
dit vulgairement, jeter de l'huile sur un brasier ardent. »

Constatons cependant, se hâte d'ajouter M. Roubaud, que cette
règle n'est pas absolue, et qu'il est des cas où la médication hydro-
minérale peut avec avantage être appliquée à la gastralgie continue;
c'est lorsque l'affection de l'estomac est sous la dépendance de la
chlorose, de l'anémie ou de la chloro-anémie. Dans ces cas, la gastralgie n'est pas une maladie essentielle; ce n'est plus qu'un symptôme qui doit disparaître avec l'état morbide qui l'entretient, et,
comme les états chlorotiques et anémiques sont essentiellement
tributaires des eaux minérales, il s'en suit que la gastralgie continue, mais déterminée par un *appauvrissement* du sang, doit trouver
sa guérison dans le traitement qui fera cesser la chlorose ou l'anémie. Mais en dehors de ces circonstances, ajoute M. Roubaud, la
gastralgie continue devra chercher dans la thérapeutique ordinaire
des ressources qu'elle ne rencontrerait pas dans la thérapeutique
hydro-minérale.

Est-il vrai de dire que la *gastralgie continue ne doit attendre des
eaux minérales qu'une aggravation et non un soulagement?* Non;
certainement non.

Les maladies *gastro-entéralgiques*, assure M. Liétard, sont celles contre lesquelles on obtient les plus beaux succès à Plombières.

Dans les névropathies, dit M. Hutin, et particulièrement dans les *gastro-entéralgies*, les eaux de Plombières jouissent de la plus incontestable efficacité ; je n'ai *jamais* vu de *maladies de ce genre* résister à leur emploi bien dirigé.

Un célèbre inspecteur de Néris, M. Richond-des-Brus, auquel j'étais uni par les liens du sang et de l'amitié, employait avec un grand succès les eaux de cette station thermale contre les *gastro-entéralgies*.

M. le docteur Nepple assure avoir obtenu des avantages inespérés dans les *gastro-entéralgies* avec les eaux minérales de St-Alban, (Loire).

Les docteurs Tampier et Socquet, ont préconisé les eaux de Condillac contre les *gastralgies*. MM. Vincent et Rognetta ont rendu le même *témoignage* sur les vertus curatives des mêmes eaux dans les mêmes maladies.

Les eaux d'Allet ont acquis, en peu de temps, à Paris surtout, une faveur marquée dans le traitement des *gastralgies*.

MM. Andriez et Dupraz emploient les eaux d'Évian, (Savoie), avec un succès qui trompe rarement leur attente, contre les *gastro-entéralgies*.

M. Barthez, de Vichy, dit qu'il résulte que sur 100 *gastralgiques*, 52 ont été guéris, 43 ont été soulagés, et 5 seulement n'ont obtenu aucun résultat.

M. Pâtissier, si bon juge en matière hydrologique, pense que les *gastralgies* sont les affections où l'on observe les *résultats les plus satisfaisants* du traitement hydro-minéral.

Il nous semble inutile d'insister plus longtemps sur ces citations, déjà trop longues pour le cadre que nous nous sommes imposé, pour prouver qu'en proscrivant toute *eau minérale* du traitement des gastralgies continues, M. Roubaud est allé beaucoup trop loin.

Si nous trouvons l'opinion de l'illustre inspecteur de Pougues trop absolue, trop exclusive, en revanche nous partageons ses vues sages et prudentes quand au traitement toujours difficile, de l'affection qui nous occupe, alors qu'il le croit utile, soit que cette affection soit simple ou compliquée ; et pour le lui prouver nous allons le copier mot à mot.

« D'ordinaire et pour prévenir une excitation trop forte chez les sujets irritables, comme le sont à peu près tous les gastralgiques, j'ai l'habitude, dont je me trouve d'ailleurs parfaitement bien, de commencer la boisson de l'eau minérale par des doses minimes, un demi verre, un verre par jour, dose que j'augmente progressivement si l'estomac ne se révolte pas, et que je fixe au maximum de six verres par jour, trois le matin et trois le soir. (1)

De même, pour l'usage externe de l'eau, je suis une marche lente, mais qui me paraît plus sûre. Je débute presque toujours par un bain, et je renouvelle ce bain pendant quatre jours de suite ; puis, sans renoncer complétement aux bains, je fais pendant quatre ou cinq jours encore, administrer concurremment avec lui une douche froide en arrosoir, et ce n'est que lorsque je me suis assuré de l'état d'excitabilité du malade que j'abandonne les bains et ne recours plus qu'à l'action plus puissante des douches. »

A ces moyens, dont je reconnais toute la puissance, et toute l'efficacité, j'ajoute presque toujours les immersions et les frictions, moyens inusités dans notre station thermale avant mon arrivée à Vals.

J'ai acquis la conviction, conviction basée sur des faits nombreux et irrécusables, que l'eau de notre Marie soit pure, soit mitigée, possède une action spéciale contre les gastralgies et les gastro-en-téralgies ; et je puis déclarer que peu de malades atteints de ces affections quittent Vals sans avoir obtenu sinon une guérison radicale, du moins un soulagement marqué.

Il arrive assez souvent que *l'élément douleur* est réveillé par l'emploi de l'eau de la Marie en boisson, surtout si le malade prend une dose de cette eau supérieure à celle que le médecin dirigeant a

(1) J'ai l'habitude de donner dès le début du traitement l'eau de la Marie ; mais au lieu de n'en donner qu'un demi verre ou un verre par jour, je préfère couper cette eau avec le lait, le bouillon de poulet, une infusion de tilleul, ou l'édulcorer avec le sirop de gomme etc. et en faire prendre deux verres le matin et autant le soir, de manière que le malade en boive environ un litre par jour.

prescrite. Pour faire cesser cet effet de la sensibilité exagérée de l'estomac ou des intestins, et pour combattre celle-ci avec succès, il n'est pas, selon moi, d'agent médicamenteux qui soit préférable à la morphine. Sous l'influence de ce moyen, soit en potion, soit en pilules, *l'élément douleur* disparaît comme par enchantement. Alors on reprend l'usage de l'eau de la Marie soit pure, soit coupée. On voit en même temps la tolérance de cette eau s'établir parfaitement.

Si, par une disposition individuelle, la morphine est mal supportée, je la remplace par l'extrait de belladone donné en pilules. Deux ou trois de ces pilules, prises à une distance de demi heure, après chaque repas, produisent, à peu de chose près, le même résultat.

Pyrosis.

Le Pyrosis, *soda, fer chaud*, est caractérisé par un sentiment d'ardeur, de brûlure, avec éructation d'un liquide acre, acide, amarescent qui, de l'estomac remonte le long de l'œsophage,

Le pyrosis est regardé par plusieurs auteurs comme une variété de la gastrite chronique, par d'autres comme une diacrise dépendante d'une névrose gastrique. Quoiqu'il en soit, cette affection est essentiellement tributaire de nos eaux, qui ont contre elle une bien remarquable efficacité.

Pica, Malacia.

On a donné ces noms à la *dépravation* de l'appétit, dépravation qui porte ceux qui en sont atteints à préférer non-seulement un aliment indigeste et mal préparé à un aliment de meilleure qualité, mais encore à manger des choses qui ne se mangent pas, qui n'ont rien de nutritif, ou même des choses repoussantes.

Les bizarreries, les perversions de l'appétit chez les gastralgiques, sont très-nombreuses. Il en est qui ne peuvent digérer un potage, un œuf, un blanc de poulet, de veau, et qui mangent avec appétit des viandes de bœuf, de porc, salées, épicées, des pâtes lourdes et peu cuites. C'est surtout dans l'état chlorotique que l'on observe, ces maladies, et, comme nous le verrons plus tard, la chlorose est généralement guérie ou profondément amendée par nos eaux ferromanganiques et ferro-arsenicales.

Gastrite chronique.

On a donné ce nom à l'inflammation de la muqueuse de l'estomac.

Chose étonnante! La gastrite qui était la pierre angulaire de la doctrine de Broussais, est aujourd'hui considérée par la plupart des médecins comme une *création fantastique* du célèbre auteur de *l'école physiologique*. La *gastrite chronique existe*, dit souvent M. Trousseau, elle est même fréquente.

Nier l'existence de cette affection n'est pas possible quand on a pratiqué la médecine pendant quelque temps à Vals, où l'on a de nombreuses occasions de l'observer.

« La gastrite chronique est l'affection qui peut être le plus aisément confondue avec la gastralgie. Nous n'accordons pas une bien grande valeur aux caractères spéciaux de la douleur que les auteurs disent plus sourde, plus continue dans la gastrite, augmentant alors par la pression, par l'ingestion des aliments ; tandis que le contraire aurait lieu dans la gastralgie. » Notre observation n'est nullement en rapport avec ces assertions qui, si tant est qu'elles expriment ce qui a le plus ordinairement lieu, sont au moins passibles de nombreuses exceptions.

Dans la gastrite la soif est plus souvent augmentée que dans la gastralgie, les malades désirent plus souvent des boissons acidules et froides ; toutefois ce signe est pour nous de très-peu de valeur. L'appétit est nul dans la gastrite, mais il n'est pas perverti comme dans la gastralgie ; l'aspect de la langue est souvent naturel dans cette dernière il est vrai, mais il peut aussi dans bien des cas présenter à peu-près les mêmes modifications que dans la gastrite. Les bâillements, les éructations acides ou gazeuses, le gonflement de l'épigastre, ses battements sont autant de signes fréquents de la gastralgie et qui manquent d'ordinaire dans la gastrite. Les vomissements ne sont pas toujours de même nature dans les deux maladies, le plus souvent ils sont muqueux dans la première, et presque toujours alimentaires dans la seconde. Enfin les phénomènes sympatiques développés sont assez différents. La gastralgie est une affection apyrétique (sans fièvre), la gastrite une affection fébrile ; dans la gastralgie il y a très-souvent des palpitations, des étouffe-

ments, de la dysphnée (difficulté de respirer), quelque autre névralgie ; en un mot ce que M. Beau a appelé des phénomènes de voisi-
nage ; il y a aussi des désordres de l'intelligence. Dans la gastrite
rien de tout cela ou fort rarement ; mais la face exprime la souffrance, elle est crispée, sa couleur est d'une pâleur terreuse qu'il
est assez ordinairement facile de distinguer de la pâleur matte de la
chlorose. On comprend, rien qu'à voir le malade, que dans un cas
il est plus gravement atteint que dans l'autre.

Le diagnostic des deux maladies peut encore s'établir sur des
considérations tirées de la différence des causes qui les produisent
et des conditions générales qui les entretiennent. La gastrite affecte
de préférence les tempéraments sanguins et disposés aux affections
inflammatoires ; elle paraît plus commune chez les hommes : bien
qu'elle soit une maladie de tous les âges, sa plus grande fréquence
est à l'âge moyen de la vie et dans sa seconde moitié.

L'influence héréditaire est nulle sur son développement, presque
toujours elle reconnaît pour cause immédiate, une alimentation
trop abondante, trop excitante. La gastralgie au contraire affecte
de préférence les tempéraments lymphatiques et nerveux, elle est
plus commune chez les femmes ; elle est surtout une maladie de la
jeunesse. Ses causes les plus ordinaires sont une insuffisance d'a-
limentation, les émotions morales, les chagrins etc. ; l'hérédité ne
paraît pas être sans influence sur son développement. Ces causes,
on le voit, sont toutes déprimantes et de nature toute opposée à
celles qui peuvent donner lieu à une affection inflammatoire. De
plus elles sont exactement celles qui donnent lieu aux affections
chloro-anémiques et celles qui engendrent et entretiennent la susceptibilité nerveuse en général. Comment s'étonner d'après cela que
les chloro-anémiques soient toujours plus ou moins gastralgiques ?

Les personnes atteintes de gastrite maigrissent promptement parce que la nutrition chez elles est à peu près nulle ; l'embonpoint se
conserve plus longtemps chez les gastralgiques parce que chez eux
la faculté de se nourrir est moins abolie. Cependant l'émaciation
survient chaque fois que la maladie revêt ses formes graves ou se
prolonge ; souvent même dans les cas où l'embonpoint paraît se

conserver assez, le médecin qui y regarde, voit un peu de bouffissure indice d'un état hydroémique du sang. La gastrite chronique détermine bientôt l'anémie, et lorsqu'il en est ainsi, la gastralgie peut
assez facilement compliquer la gastrite. Réciproquement une gas
tralgie qui dure longtemps paraît pouvoir déterminer une sorte de
phlogose de la muqueuse stomacale, faits qu'expliquent aisément
les modifications survenues dans les liquides gastriques sous l'influence de la névrose. Quoiqu'il en soit, dès que ces deux maladies
se trouvent coexister, leurs symptômes se confondent si bien qu'il
devient à peu près impossible, si l'on n'y met la plus grande attention, de savoir quelle est la maladie primitive, quelle est la complication, en d'autres termes, quelle est l'affection subordonnée. Cependant, si l'on sait tenir compte de toutes les circonstances
ambiantes, il est rare qu'on ne parvienne pas bientôt à fixer son
opinion.   (*Mordret.*)

La gastrite n'est pas soulagée dans la digestion par la magnésie
ou le bicarbonate de soude ; la gastralgie l'est au contraire d'une
manière frappante ; un peu de morphine donnée pendant les douleurs de la gastrite ne calme pas, et ne facilite pas les digestions ;
le contraire a tout-à-fait lieu, presque constamment, pour la gastralgie. Dans la gastralgie, tous les acides, même légers, font horriblement souffrir, et les aliments qui vont le mieux sont les viandes
rouges et substantielles : les boissons fraîches légèrement acidulées,
des aliments féculents, des viandes blanches conviennent et sont
mieux supportées dans la gastrite.

Tels sont les signes différentiels indiqués par les auteurs ; nous
ignorons s'ils suffisent toujours pour faire porter un diagnostic
certain, ou plutôt nous n'ignorons pas que, dans plusieurs circonstances, le praticien restera indécis malgré l'examen le plus attentif
de son malade.

HYPOCONDRIE.

Les auteurs anciens et modernes qui ont écrit sur cette bizarre
affection n'ont jamais pu en donner une définition à la fois courte

Vme

et bonne.

C'est un dérangement dans l'exercice des fonctions organiques accompagné d'un sentiment habituel de tristesse, de chagrin, de désespoir, c'est une déviation, plutôt qu'une surexcitation de la sensibilité extra-organique, c'est une préoccupation constante du soin de la santé qui fait que celui qui en est atteint suit avec anxiété la marche de sa maladie qu'il croit grave, dangereuse, mortelle, et s'évertue, se torture pour en trouver le remède. « Avec lui ; dit M. L. Fleury, pas d'autre pensée que celle de s'examiner, de se scruter, de se tâter, de se palper, de considérer son teint, sa langue, ses urines, ses digestions. Il enregistre, analyse toutes les sensations qu'il éprouve, les plus légères, les plus fugaces, les plus insignifiantes, et les érige en symptômes graves dont il veut à toute force, qu'on lui dévoile la cause. »

Lorsque plusieurs de ces malades se trouvent réunis dans un établissement thermal, ils en deviennent la désolation et le fléau ; car ils y apportent le désordre moral par l'exemple contagieux du découragement, de l'impatience, de la défiance.

« Beaucoup de ces malheureux, dit encore l'auteur que je viens de citer, résistent à tous les efforts que l'on tente pour les détourner de la voie déplorable dans laquelle ils sont engagés, ou vous échappent au moment où l'on croit être enfin parvenu à leur faire comprendre le langage de la raison. N'étaient, d'ailleurs, les sentiments d'humanité et de pitié qu'inspirent ces pauvres monomanes, le médecin n'a ni à désirer ni à regretter les malades qui ne lui donnent que bien rarement des sujets de satisfaction capables de compenser les peines, les soucis, les ennuis, les déceptions qu'ils lui causent. »

« Un jour, aurait dit un homme d'Etat, nous étonnerons le monde par notre ingratitude ; » si les médecins pouvaient encore être étonnés par une ingratitude quelconque, ils le seraient par celle des hypocondriaques.

Les auteurs ne sont pas d'accord sur le siège de l'hypocondrie. Les uns le placent dans le cerveau, les autres dans l'estomac, le foie, la rate.

Avant d'être hypocondriaques, les malades ont été atteints généralement de dyspepsie, de gastralgie, de coliques flatulentes, de constipation opiniâtre, d'engorgements des viscères abdominaux. A ces affections se joignent habituellement un tempérament nerveux, bilieux, un caractère ardent, susceptible, impressionnable. Un grand amour de *soi*, l'habitude de trop s'écouter, de vouloir se rendre compte de toutes les sensations corporelles qu'on éprouve, une éducation mal dirigée, des lectures trop acétiques, le désœuvrement peuvent rendre hypocondriaque. L'hypocondrie est une des maladies dans lesquelles on obtient les résultats les plus favorables par l'usage multiple des Eaux de Vals. Il est bien entendu que nous ne parlons pas ici de cette hypocondrie qui *frise* l'aliénation mentale, mais de cette hypocondrie *cum materie*, comme disaient les anciens, qui a son origine, son point de départ non dans le cerveau, mais dans les affections abdominales, et peut, par conséquent, être appelée consécutive, sympathique.

Les Eaux de Vals, en bains, en boisson, en douches, en affusions ramènent l'innervation à son état normal, en rétablissant les fonctions des organes abdominaux, cause première de la névrose.

ENTÉRALGIE.

L'entéralgie est la névralgie des intestins, comme la gastralgie est la névralgie de l'estomac.

Ces deux affections, parfaitement identiques, ne diffèrent que par leur siége et par quelques symptômes dépendant de ce siége lui-même.

« Il n'est pas rare que les personnes affectées de gastralgie se plaignent de douleurs plus ou moins vives qui siègent profondément dans le ventre, douleurs qui s'accompagnent quelquefois de tournoiement ou de boule qui remonterait dans les intestins ; d'autres fois, ces douleurs se localisent dans un point, y donnent lieu à un sentiment de pression, d'anxiété et y restent stationnaires pendant plus ou moins de temps, pour disparaître complétement ou pour se porter ailleurs. Tantôt soulagées par la pression, tantôt exaspérées par le plus léger mouvement, elles semblent bien plutôt avoir leur siége dans l'intestin grêle que dans le gros intestin, et cependant nous concevons que le diagnostic peut quelquefois rester indécis. — Enfin, les névroses intestinales peuvent déterminer certains troubles vitaux. Nous avons vu la gastralgie s'accompagner assez souvent de vomissements et de distensions gazeuses de l'estomac ; l'entéralgie donne lieu à des alternatives de constipation et de diarrhée. Assez souvent la constipation est opiniâtre, et le fait s'observe même dans la simple gastralgie, car rarement les garde-robes ont alors lieu d'une manière normale.   *(Mordret.)*

Au point de vue du traitement hydro-minéral, celui de l'entéralgie se confond entièrement avec celui de la gastralgie et nous ne pouvons qu'appliquer à cette affection ce que nous avons dit de la gastralgie. Nous ferons observer cependant que le massage pratiqué avec mesure sur le ventre, et les douches ascendantes rectales doivent être employées d'une manière plus particulière. On peut encore ordonner un lavement soir et matin avec l'eau de nos sources alcalines.

ENTÉRITE.

Les malades qui sentent de l'ardeur au milieu du ventre, et au tour de l'ombilic une douleur profonde et constante ; qui ressentent de petites coliques sourdes, du malaise et même seulement une démangeaison incommode, ou des espèces de piqûres tantôt sur un point du ventre, tantôt sur un autre ; qui sont tourmentés par des vents qui distendent douloureusement les intestins et ne sortent qu'avec beaucoup de difficultés ; qui sont habituellement constipés, mais qui rendent par fois, par une espèce de diarrhée précédée de longues et fortes tranchées, des glaires nombreuses et diffluentes ou concrètes, comme des espèces de membranes, ceux-là sont atteints d'une entérite ou inflammation des intestins. Si ces malades conservent de l'appétit, si la première digestion se fait sans douleur, la maladie est simple ; si les signes de la gastrite chronique sont associés à ceux de l'entérite, ces deux maladies se compliquent et portent le nom de gastro-entérite.

Le traitement de l'entérite ressemble trop à celui des autres affections gastro-intestinales que nous venons de décrire pour que nous ayons besoin d'en tracer ici le tableau général ; quand aux cas particuliers, ils peuvent réclamer l'emploi de moyens spéciaux, dont le médecin dirigeant doit rester seul juge.

Tous les hydrologues sont unanimes, et je partage leur manière de voir, que les eaux alcalines doivent être employées à faible dose dans l'entérite. « Règle générale, dit C. Petit, dans toutes les affections des intestins, les eaux alcalines ne doivent jamais être administrées à haute dose en boisson, et quelquefois même on rencontre de telles susceptibilités, qu'on est obligé d'y renoncer tout-à-fait, et de se borner à faire prendre des bains qui, heureusement, peuvent avoir une puissante et salutaire action. » Nous avons, en parlant de la dyspepsie, fait counaître l'opinion imposante de M. Chomel, qui est complétement conforme à celle du regrettable C. Petit.

CONSTIPATION ET DIARRHÉE.

La constipation et la diarrhée sont deux maladies tellement connues, même des personnes étrangères à la médecine, que je ne crois pas avoir besoin de décrire ici les symptômes principaux qui les caractérisent.

Quand ces deux affections existent sous l'influence d'un dérangement fonctionnel et surtout d'une *intranspiration* de la peau qui est liée si étroitement à la muqueuse digestive ; c'est-à-dire quand le point de départ est dans la peau et que la constipation ou la diarrhée ne sont que consécutives, tout le traitement consiste à rappeler, à régulariser les fonctions cutanées.

Quand la constipation est opiniâtre, invincible, et que ceux qui en sont atteints éprouvent, par suite de l'usage de nos eaux, une excitation générale considérable, se traduisant par un état pénible de plénitude de l'estomac, par un sommeil excessivement agité, il est nécessaire, avant de continuer le traitement hydro-minéral d'exonérer le canal intestinal au moyen d'un purgatif salin. Ceci est de rigueur.

CONCLUSIONS.

Sydenham disait : « Le remède qui remplira le mieux l'indication de fortifier les digestions sera le meilleur dans les maladies chroniques, et l'on pourra avec un tel remède faire des choses auxquelles on ne s'attendait pas. » Pour moi, je le dis dans toute la sincérité de mon âme, ce remède, auquel le plus grand médecin qu'ait possédé l'Angleterre promettait des résultats inespérés, se trouve dans l'emploi sagement combiné des Eaux de Vals.

Nous avons voulu constater qu'il était de la plus grande importance, pour bien diriger le traitement des affections gastro- intestinales, tributaires de nos Eaux minérales, de bien les différencier, ce qui souvent est d'une extrême difficulté pour le médecin des Eaux, surtout dans les cas, relativement rares, où les maladies se confondent si bien qu'il devient à peu près impossible de savoir quelle est la maladie primitive, quelle est la complication, en d'autres termes quelle est l'affection subordonnée. En effet, il n'est pas toujours facile au premier abord de reconnaître si un trouble fonctionnel des organes digestifs est dû à une maladie purement nerveuse ou à une lésion de la membrane muqueuse elle-même. Il arrive souvent (nous l'avons déjà fait observer, et nous ne saurions trop le répéter) que ces deux états morbides existent simultanément et que leurs symptômes se confondent. Il est rare, en effet, qu'une névralgie qui trouble les digestions, vicie ses produits et modifie la sécrétion des sucs gastriques, n'entraîne pas à la longue une altération des tissus, et qu'une phlegmasie chronique de la muqueuse digestive ne provoque pas un trouble dans l'innervation. Mais, hâtons-nous de le dire, quelle que soit la nature de toutes ces affections, si diverses de forme, d'origine, d'intensité, les Eaux de Vals ont contre elles une remarquable efficacité, alors surtout que les malades se placent, dès le début de leur traitement hydro-minéral, sous l'intelligente direction d'un médecin qui a fait de l'action de nos Eaux une étude spéciale et approfondie.

Ce qui rend les Eaux de Vals si efficaces dans les affections gastro-intestinales chroniques, c'est qu'à côté de cet agent excitant que nous trouvons dans l'acide carbonique, de ces toniques précieux que nous fournissent le fer et le manganèse, elles renferment le bicarbonate de soude qui, de l'avis unanime des praticiens, exerce une action très directe et très puissante sur les phénomènes intimes de de la digestion, et en particulier sur les sécrétions gastriques, pancréatiques et biliaires,

Je ne crois pas être démenti, en assurant que presque tous les malades, (atteints d'affections chroniques du tube digestif ou de ses annexes, que ces affections soient idiopathiques ou symptômatiques), présentent des signes plus ou moins prononcés d'anémie globulaire, tels que décoloration de la peau, plénitude avec mollesse du pouls, bruits artériels, névropathies nombreuses et variées etc. Aussi, ai-je constamment observé que les malades, dont les fonctions digestives sont depuis longtemps affaiblies, dont l'estomac manque de la stimulation nécessaire à l'accomplissement régulier des fonctions de nutrition et d'assimilation, éprouvent de bons effets de nos Eaux. En effet, les malades qui arrivent à Vals sans appétit subissent, dès les premiers jours de leur traitement hydro-minéral, une grande modification dans les fonctions digestives, et cette modification qui agit dans un sens favorable, détermine une appétence vive pour les aliments et une énergie corrélative dans l'acte de la chimification. Des aliments qui jusqu'alors n'étaient pas digérés deviennent d'une digestion facile ; et ce premier effet de nos Eaux est éminemment favorable pour le moral des malades.

MALADIES DU FOIE.

Il est de toute évidence qu'il ne peut être ici question que des maladies du foie tributaires de nos Eaux minérales : ces maladies sont : 1° les engorgements, 2° l'hépatalgie, 3° les calculs et les coliques hépatiques, 4° la jaunisse.

L'engorgement du foie (hépatite chronique) est le terme générique sous lequel on englobe toutes les maladies chroniques, dans lesquelles cet organe, hypertrophié en tout ou en partie, ne semble néanmoins pas atteint de lésions organiques ayant altéré sa structure d'une manière irrémédiable.

Les Eaux minérales de Vals sont parfaitement indiquées dans les engorgements du foie. Il y a cependant des distinctions importantes à faire, car tous les engorgements de cet organe ne se résolvent pas avec la même facilité ; leur mode de développement, leur forme n'étant pas les mêmes. Les uns se forment lentement, graduellement, souvent même sans symptômes autres que certains troubles fonctionnels qui se rapportent plus spécialement aux fonctions des voies digestives, quelquefois aux fièvres intermittentes etc. Les autres engorgements succèdent à des accidents aigus, avec douleurs, vomissements bilieux, fièvres etc. etc. Nous avons observé que les engorgements qui se formaient lentement, et, pour ainsi dire, à l'insu du malade, cèdent plus rapidement et plus complétement que ceux qui sont le résultat d'accidents aigus. J'ai constaté aussi que, comme tous les autres engorgements viscéraux, ceux du foie disparaissaient en général d'autant plus aisément par le traitement thermal, qu'ils étaient moins anciens.

Il y a des engorgements du foie qui s'emparent de l'organe tout entier; dans ce cas le foie a conservé sa forme et s'est seulement accru dans toutes ses dimensions, dans tout son volume ; d'autres engorgements du foie sont partiels et ne déforment cet organe que dans un de ses lobes. Il est difficile d'obtenir une résolution complète de ces derniers engorgements. Quand aux engorgements généraux ou occupant un lobe tout entier, ils résistent rarement à l'emploi multiple de nos Eaux. Cette vérité est aujourd'hui incontestable et incontestée par tous ceux qui connaissent la puissance et l'efficacité des eaux de notre vieille Marquise dans les divers engorgements dont l'organe sécréteur de la bile peut être atteint.

Aux eaux en boisson, il faut joindre les bains alcalins et les douches locales ou générales selon l'occurence. Ce dernier moyen (les douches) exige dans son emploi une grande réserve, une prudence extrême.

HÉPATALGIE.

On appelle hépatalgie la névralgie du foie. Cette affection du tissu nerveux sensitif de cet organe est principalement caractérisé par une douleur vive, profonde, sans tuméfaction, ni augmentation de la sensibilité par la pression de la région hépatique. Cette douleur est quelquefois assez considérable pour gêner la respiration, la parole et le mouvement. On a observé que les femmes sont beaucoup plus sujettes à cette affection que les hommes.

L'hépatalgie a son siége dans la profondeur du foie. « Elle paraît se développer sous l'influence du nerf pneumo-gastrique. »

(Longet et Claude-Bernard.)

Cette maladie peut facilement être confondue avec les coliques hépatiques. Mais, au point de vue du traitement de ces deux affections par nos eaux minérales, cette difficulté du diagnostic est insignifiante puisque l'une et l'autre réclament les mêmes moyens hydrothérapiques.

Comme toutes les névralgies, l'hépatalgie affecte les types intermittents, rémittents, continus. Cette affection est le plus souvent de courte durée et cède assez facilement à l'usage de nos eaux en boisson, en bains et principalement en douches et en affusions.

CALCULS BILIAIRES — COLIQUES HÉPATIQUES.

« D'une manière générale on donne en médecine le nom de calculs à des concrétions inorganiques, formées accidentellement dans le parenchyme, dans la cavité ou dans les conduits excréteurs de certains organes.

Celles de ces concrétions qui se rencontrent dans les voies biliaires et que, pour ce motif, on appelle *cholélithes*, vont seules nous occuper en cette place. » *(Roubaud).*

Siège. Les calculs biliaires n'affectent un siège spécial ni pour leur formation ni pour leur séjour ; on en a trouvé dans toutes les parties de l'appareil biliaire, depuis les radicules du canal hépatique jusqu'au canal cholédoque et l'intestin. Cependant la vésicule est le lieu de prédilection de ces calculs, et c'est dans cette poche qu'on les rencontre le plus souvent et en plus grand nombre.

Les calculs biliaires donnent lieu à des accidents de nature variable suivant qu'ils sont grands ou petits, nombreux ou solitaires. S'ils sont petits et nombreux, les symptômes qui en revèlent l'existence sont parfois difficiles à saisir. Dans les cas de ce genre, il existe des graviers jusque dans les dernières ramifications des canaux biliaires, d'où résulte une douleur obtuse, persévérente dans la région du foie, avec gonflement de cet organe et ictère consécutive. Des graviers sont rendus dans les *garde-robes*, mais, confondus avec les matières fécales, ils passent inaperçues. C'est donc de toutes les formes de l'affection calculeuse du foie la plus difficile à dépister ; parcequ'étant peu accusée elle peut être confondue avec d'autres maladies. Une forme beaucoup plus commune, et à laquelle doit être rapportée la colique hépatique proprement dite, est celle qui consiste dans la présence d'un ou plusieurs calculs dans le réservoir ou dans les canaux excréteurs de la bile. S'il n'existe qu'un calcul, et s'il est rond, il peut rester en place des mois et des années entières. Il survient seulement, à des intervalles plus ou moins longs, pendant lesquels la santé n'est pas altérée, des crampes d'estomac, mais comme la vésicule s'amplifie, la bile ne cesse pas de couler, et les coliques ne se produisent qu'autant que les calculs, quittant cette poche, viennent à s'engager dans le canal cystique. Quand au lieu d'un calcul unique, la vésicule contient une masse de concrétions, il se fait une habitude de douleur par suite de l'inflammation dont la membrane interne de cette poche devient le siège : puis il arrive un jour que l'un de ces calculs enfile le canal cystique et après une ou deux heures de coliques, tombe dans l'intestin. Mais ceci suppose un calcul de petite dimension ; car, si le calcul offre des dimensions considérables, et s'il est anguleux, il ne peut circuler dans les canaux cystique et cholédoque sans distendre excessivement ces canaux, et il en résulte des douleurs atroces décrites sous le nom de *coliques hépatiques*, dont la durée est variable, et qui ne cessent qu'après la chute du calcul dans le duodenum.

L'existence des calculs biliaires est, d'après le professeur Trousseau, beaucoup plus commune qu'on ne le suppose généralement. Aussi, toutes les fois qu'un malade âgé de plus de 40 ans se plaint, sans cause connue, de crampes d'estomac, il y a lieu de soupçonner chez lui la présence de calculs dans les voies biliaires. S'il existe en même temps de la douleur dans l'hypocondre droit avec irradiation vers l'épaule et le ventre, s'il survient des vomissements non bilieux, jugez qu'un calcul est engagé dans le canal cholédoque, et 99 fois sur 100, les urines viendront, dès le lendemain, confirmer ce diagnostic par leur couleur jaune.

Tous les médecins praticiens connaissent les moyens qui, dans la grande majorité des cas, suffisent pour dissiper l'état douloureux produit par le séjour des calculs dans les canaux biliaires. Mais ce n'est là évidemment qu'un palliatif. Le traitement curatif doit avoir un autre but : celui de prévenir la formation de nouveaux calculs.

« Je ne connais pas de *médication curative* des calculs biliaires autre que les eaux minérales de Vichy, de Vals, Ems, St-Alban, auxquelles nous ajouterons Carlsbad. »   (Durand-Fardel.)

« Les coliques hépatiques calculeuses sont une des maladies dans lesquelles on peut le plus compter sur les Eaux de Vals. Une guérison complète est souvent le résultat d'une ou plusieurs saisons thermales. Dans tous les cas, il est très rare de ne pas obtenir une atténuation considérable des accidents. »   (Pâtissier)

C'est surtout en boisson et en bains que nos eaux alcalines doivent être administrées ; cependant, quand il y a absence de douleurs, on fait bien de donner quelques douches *loco dolenti.*

Il convient, d'après M. Durand-Fardel, d'insister sur le traitement thermal malgré la répétition et le rapprochement des phénomènes douloureux ; insistance qui exige beaucoup de discernement, de prudence dans son application. Il ne convient pas moins de réitérer le traitement avec une certaine opiniâtreté, alors même qu'il y a toutes les apparences de la santé. C'est pendant plusieurs années qu'il faut revenir à ce *traitement ultérieur* que l'on pourrait appeler prophylactique des coliques hépatiques *futures* ; car il faut bien convenir que les dispositions organiques sous l'influence desquelles les concrétions bilieuses se sont une fois formées, sont assez difficiles à détruire entièrement.

Depuis bientôt trois siècles, on reconnaît aux eaux de Vals une remarquable efficacité dans le traitement des calculs du foie; non pas, comme on l'avait cru pendant longtemps, en dissolvant les calculs biliaires, mais en modifiant l'action vitale de cet organe, et en amenant très-probablement des contractions fibrillaires qui détachent les calculs et les dirigent vers les canaux qui doivent les porter au dehors.

« Il est bien rare, dit M. Dubois, que les personnes atteintes de cette maladie ne subissent pas, au bout de quelques jours de traitement, un accès de coliques violentes. Ces coliques sont la meilleure preuve du bon résultat de la cure. Elles ne peuvent guérir que par l'expulsion des calculs qui les engendrent : il faut donc se résigner à un mal violent, il est vrai, mais nécessaire. » Ces coliques deviennent atroces quand les caculs se détachent ou tendent à s'échapper. On se rendra facilement raison de ces douleurs quand on saura qu'avant de tomber dans l'intestin, ces calculs, quelquefois de deux centimètres de diamètre, sont obligés de cheminer à grand peine à travers un canal étroit, gros à peu près comme un tuyau de plume. »

Les malades qui sont atteints de calculs biliaires ne doivent consommer que le moins possible d'aliments azotés ; ils doivent exclure de leur nourriture habituelle le gras des viandes, ne manger ni beurre ni crème, et se nourrir autant que faire se peut, de chairs maigres, de poissons, de substances végétales. Enfin, l'exercice étant le meilleur agent de combustion des graisses, on prescrira l'exercice, et de cette manière on arrivera, avec de la persévérence, à éteindre la prédisposition en vertu de laquelle se produisent les calculs hépatiques.

JAUNISSE.

La jaunisse, *ictère, cholihémie,* est une maladie caractérisée par la coloration en jaune plus ou moins foncée des yeux et de la peau, par la teinte rouge ou safranée des urines et la décoloration des excréments.

Quand cette affection est le résultat d'une cause morale ou nerveuse comme serait une vive impression occasionnée par la frayeur, la colère, le chagrin, une nouvelle imprévue, etc. etc., elle cède assez facilement, et est rarement tributaire de nos eaux. Mais lorsqu'elle dépend d'une maladie fonctionnelle de l'organe sécréteur, de la bile, de l'estomac, du pancréas, etc. etc., les eaux alcalines de Vals, et tout particulièrement celle de la Marquise, jouissent contre elle de la plus grande efficacité.

M. A. Fabre disait, en 1657, « C'est le triomphe de nos eaux de guérir la jaunisse ou *ictéritie* qui est un symptôme fâcheux par ce qu'il change en une effusion de bile toute la peau, dont elle ternit les belles couleurs. — D'où vient cette teinte noire, cette vilaine et désagréable couleur fort approchante de celle des *Mores* ou Egyptiens. — Je n'en exclus pas la jaunisse verte qui teint tout le corps, surtout le visage, les yeux, d'une couleur olive qui est comme naturelle aux Africains, puisqu'elle participe des deux premières et est un mélange de toutes deux. »

Je puis donc conclure, ajoute M. Fabre, en toute assurance, que tout ce que nos Eaux contiennent est souverain contre ce mal. — S'il faut purger, elles ont un *corps* un sel qui fait *merveilleusement cet effet et toujours si heureusement que je n'ai jamais vu personne qui en fut atteinte qui ne guérit à la faveur de nos Eaux.* Elles sont si excellentes en ce mal que les *yeux, en étant lavés trois ou quatre fois, en perdent même la couleur et reviennent* aussi sereins aussi beaux qu'auparavant. »

DIABÈTE.

On admet aujourd'hui deux espèces de diabète : l'un caractérisé par une abondance excessive des urines auquel on a donné le nom de *polyurie*, de diabète *insipide*, et l'autre marqué par la présence du sucre dans les urines qu'on a appelé diabète *sucré* ou *glucosurie*.

Depuis dix ans que j'exerce la médecine à Vals, je n'ai observé que cinq cas bien constatés de *polyurie* ; et je déclare qu'aucun de ces polyuriques n'a éprouvé de l'emploi de nos Eaux le moindre soulagement. Les malades, atteints de cette affection, doivent donc chercher ailleurs qu'à Vals un soulagement à leur maladie, toujours plus incommode que dangereuse.

Diabète sucré. Malgré les importants travaux de Rollo, Alvaro-Reynoso, Mac Grégor, Cardan, Mialhe, Contour, Bouchardat, C. Bernard, L. Figuier etc., je crains bien qu'Isis ne montre aux médecins, pendant longtemps encore, de son doigt inflexible, cette humiliante sentence ; *nul médecin n'a encore soulevé mon voile.*

Pour nous, pauvre et obscur médecin de village, si nous mettons en cette place le diabète sucré c'est que M. C. Bernard, cet ingénieux et infatigable expérimentateur, après avoir constaté que le foie est doué de la singulière propriété de sécréter le sucre, veut que la glucosurie ne soit autre chose que l'exagération morbide de la production, de la matière *glucogénique* sécrétée par le foie. Cette explication du diabète sucré est aujourd'hui presque universellement reconnue. Constatons cependant que la théorie de M. C. Bernard a été vivement attaquée par M. L. Figuier.

Le diabète est une maladie dans laquelle l'urine, quels qu'en soient la quantité, les caractères physiques et chimiques et les phénomènes qui accompagnent son évacuation, renferme, dans une proportion variable, une matière sucrée, cristallisable, analogue au sucre de raisin. Cette maladie offre pour caractère particulier un appétit irrégulier, vorace, qui permet d'absorber souvent des masses d'aliment, et qui augmente à mesure que la maladie fait des progrès. La soif est généralement très-vive, surtout le soir et pendant la nuit ; les malades sont faibles, la marche est lente, les mouvements sans vigueur, les organes génitaux comme frappés d'atonie.

Les causes signalées, sont celles auxquelles on attribue toutes les maladies : chagrins, excès, froid humide etc. Ce qu'il y a de vrai, c'est que la cause particulière est ignorée, car, l'on doit considérer comme inconnue la cause en vertu de laquelle le sucre, produit dans l'économie pour les besoins de la vie, ne se trouve plus servir et être éliminé par l'organe le plus spécialement chargé de la débarrasser des produits qui ne peuvent être utilisés. (1)

Du côté de la peau, les phénomènes ne sont pas moins remarquables que du côté des voies digestives. La peau, dit M. Bouchardat, devient extrêmement sèche, rugueuse, écailleuse ; dans quelques cas, elle se couvre d'éruptions de différente nature. (Lichen, porrigo, psoriasis). La transpiration cutanée est complétement ou presque complétement anéantie, quand le diabète offre une certaine intensité. »

La sueur des diabétiques, à laquelle Lattan attribuait une odeur de foin, contient du sucre. On observe aussi des troubles de vision.

Que le foie soit l'organe producteur du sucre (C. Bernard) ; qu'il en soit l'organe collecteur (Mialhe) ; que le sucre se produise par une modification pathologique dans la digestion et l'absorption des féculents (Bouchardat) ; par la gêne des phénomènes respiratoires qui déterminent une combustion incomplète du glucose (Alvaro Reynoso) ; il est aujourd'hui acquis à la science que les eaux bicarbonatées sodiques de Vals possèdent une action, sinon toujours curative, du moins remarquable contre cette affection.

Tous les diabétiques éprouvent, en effet, en peu de temps une très-grande amélioration, si surtout ils prennent nos eaux alcalines en quantité suffisante. Le sucre disparaît peu à peu, puis complétement des urines, la soif s'apaise, la vision reprend son intégrité,

---

(1) La *Gazette médicale* rapportait dernièrement l'observation d'un jeune homme qui fut atteint momentanément d'un diabète sucré à la suite d'une contusion violente de la région occipitale. Ce fait est déjà très curieux, en ce qu'il confirme une expérience récente de M. C. Bernard, qui démontre qu'il suffit d'une blessure de l'un des organes cérébraux postérieurs d'un animal, pour voir apparaitre du sucre dans les urines. Nous avons donc raison de dire que le siège, pas plus que la nature de la glucosurie ne sont encore connus Le seront-ils un jour ? nous l'ignorons.

les forces générales renaissent, la constipation fait place à des selles bilieuses d'abord, puis régulières, le calme succède au malaise, le sommeil à l'insomnie. Ces faits sont constants, ils sont signalés par les malades et par les médecins.

CONCLUSION.

« Quelques semaines de séjour et de traitement à Vals suffisent pour paralyser, pour faire disparaître une maladie considérée naguère comme *incurable* et *toujours mortelle :* et lors même que la cause première ne pourrait être complétement expliquée ; lorsqu'il y aurait nécessité de continuer, loin des sources, l'eau de Vals, il faut convenir que la cessation des accidents morbides, la réintégration des forces, le bien-être, obtenus à l'aide d'un remède qui n'est ni désagréable, ni assujettissant, devraient être considérés comme d'un incontestable succès et un véritable bienfait. »

(Un anonyme).

MALADIES DE L'APPAREIL URINAIRE.

—

Sables. — Gravelle. — Graviers. — Calculs. — Néphrite chronique. — Coliques néphrétiques.

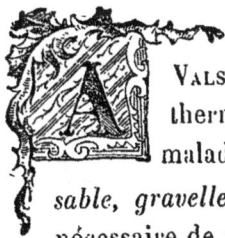

—

Vals, comme dans tous les autres établissements thermaux où l'on traite l'affection calculeuse, les malades font une étrange confusion entre les mots, *sable, gravelle, graviers, calculs, pierres* : il me semble donc nécessaire de préciser le sens que les médecins attachent à ces diverses dénominations.

1° Les sables sont des concrétions pulvérulentes excessivement fines qui se déposent ;

2° La gravelle consiste dans l'agrégation de sables formant de petits corps plus ou moins arrondis, de grosseur différente. Le volume de ces corps varie entre celui de la tête d'une épingle et celui d'un petit pois ;

3° Les graviers ont une dimension un peu plus considérable, mais compatible cependant avec le diamètre et le degré de dilatabilité possible des voies naturelles. Quand au volume, les plus petits sont comparables à des pois, les moyens à des noyaux de cerise, les plus gros à de petites fèves : ils sont généralement de forme sphérique ou ovalaire ;

4° On donne le nom de calcul aux concrétions, dont les dimensions n'étant plus en rapport avec celui du canal de l'urètre, ne peut sortir de la vessie que par le fait de l'intervention chirurgicale, c'est-à-dire par l'opération.

Observons cependant qu'il est difficile de bien préciser la limite de volume qui sépare le calcul du gravier. « En effet, dit M. Leroy d'Étiolles fils, une concrétion d'une grosseur donnée, retenue par un individu, sera facilement expulsée par tel autre : le diamètre et la dilatibilité de l'urètre variant beaucoup selon les individus, ainsi que l'ont constaté, mais exceptionnellement, un grand nombre d'auteurs. »

Une division bien plus importante encore au point de vue du traitement de l'affection calculeuse par nos Eaux minérales, est celle qui consiste à ne reconnaître que deux sortes de gravelles : 1° la gravelle urique ou *gravelle rouge*, accompagnant les urines à *réaction acide* ; 2° la gravelle phosphatique ou *gravelle blanche*, existant dans l'urine à *réaction alcaline*, et leurs nombreux dérivés.

Les Eaux de Vals sont souveraines dans la première et contre-indiquées dans la seconde. Expliquons-nous.

La gravelle d'acide urique ou *gravelle rouge*, la plus commune des gravelles (1), la seule même qui soit une véritable gravelle,

---

(1) Les graviers d'acide urique sont extrêmement communs. La proportion dans la nature des produits graveleux est, d'après M. Barthez, à Vichy, de 95 sur 100 pour l'acide urique ; et pour M. Legrand du Saulle, à Contrexeville, de 87 pour 100.

Leur couleur est d'un rouge jaunâtre. Lorsqu'on le met en contact avec les alcalis ou de la potasse, ils se décomposent très rapidement. L'acide azotique les dissout avec effervescence. Mis en présence du feu, ils se consument entièrement, signe caractéristique très-important pour le praticien.

c'est-à-dire la seule qui provienne d'une disposition générale, d'une diathèse, reconnaît pour cause la présence de l'acide urique en excès dans les urines.

« Comme les alcalis possèdent la propriété de dissoudre cet acide, et que l'urine devient promptement alcaline par l'usage de nos Eaux, on comprend facilement tout le parti qu'on peut tirer des combinaisons chimiques dans le traitement de cette espèce de gravelle. L'acide urique se combine avec la soude pour former un urate de soude, lequel, plus soluble que l'acide, se dissout dans les urines, et est ensuite expulsé avec elles. C'est contre cette gravelle que les Eaux, si éminemment alcalines de Vals, possèdent une incontestable efficacité : souvent même l'action dissolvante de ces Eaux est tellement rapide, que dès les premiers jours, les malades n'aperçoivent plus dans leurs urines des traces de gravelle.

Quelquefois l'eau de Vals agit moins comme agent chimique que comme stimulant de l'appareil rénal : les graviers au lieu de se dissoudre sont expulsés en substance de l'intérieur du rein et charriés ensuite par les urines. Alors les malades les rendent plutôt à la fin de la cure.

Passons maintenant aux contre-indications :

Il paraît constant que, dans la gravelle blanche formée de phosphate de chaux et surtout de phosphate ammoniaco-magnésien, les graviers reconnaissent principalement pour point de départ une urine trop peu acide pour tenir en dissolution les éléments salins qui la constituent. Prescrire dans ces cas les Eaux de Vals serait peu rationnel ; loin de dissoudre les concrétions existantes, nos eaux, si alcalines, en neutralisant les acides libres de l'urine, favoriseraient de nouveaux graviers. C'est dans cette gravelle que les malades semblent rendre d'autant plus de graviers, qu'ils boivent d'avantage d'eau de Vals ; « A tel point que si vous supposiez, dit M. Prunelle, que ces graviers fussent déjà formés dans le rein, il faudrait que celui-ci eut une capacité plus grande que celle de l'estomac. »

Ce que nous venons de dire de la gravelle blanche (la plus commune après la gravelle rouge) peut et doit s'appliquer à la gravelle grise qui se compose spécialement de phosphate ammoniaco-magnésien, soit à la gravelle pileuse qui est formée de poils mêlés de phosphate de chaux, de phosphate de magnésie et d'acide urique, soit, enfin, de la gravelle d'oxalate de chaux, qui est jaune ou plutôt noirâtre.

Depuis bientôt trois siècles, on reconnait aux Eaux de Vals la propriété de guérir la gravelle. « En l'an de grâce 1609 et 1610 au mois d'août et de septembre j'allai boire les eaux de Vals. Là je recouvrai ma santé, de sorte que depuis (environ 10 ans) je n'ai eu aucun ressentiment de *pierre* ou de *gravelle* dont j'étais si travaillé que j'avais presque perdu l'espérance de pouvoir désormais passer un seul jour sans douleur ni incommodité. » *(Cl. Expilly).* (1)

Le même auteur dit encore : « Les eaux de Vals *raffraîchissent les reins, font jeter la pierre qui n'est pas trop avancée,* comminent et évacuent le calcul, la gravelle soit des reins, soit de la vessie. »

A. Fabre écrivait, en 1657, « S'il m'était permis dans les lamentations de ce grand malheur de crier à tous les pauvres calculeux : venez aux Eaux vous tous qui êtes atteints de calcul, de gravelle

---

(1) Claude Expilly, né à Voiron, (Isère) en 1561, mourut en 1636 : il fut Conseiller du Roi et Président du Parlement de Grenoble. Il subit l'opération de la *taille* à 47 ans, et il mourut 28 ans après son retour de Vals.

Pendant le séjour qu'il fit près de nos sources, Cl. Expilly composa quelques pièces de vers pour se *divertir et trouver le temps moins long et moins ennuyeux.*

Voici un échantillon de ces vers :

Maint gravier, excrément de froide pituite,
En coulant de mes reins, me tourmentait si fort
Qu'on attendait sinon qu'une *pierre trop cuite*
Par des tourments cruels me rendit à la mort.
Je recourus à vous, mes saintes tutélaires,
Et je n'eus pas trois jours votre bord fréquenté,
Que buvant à longs traits de vos fontaines claires,
Je perdis mes douleurs et trouvai la santé.

N'est-ce pas le cas de s'écrier avec Molière :

J'en pourrais par malheur faire d'aussi méchants ;
Mais je me garderais de les montrer aux gens.

N'oublions cependant pas que nous sommes en l'an de grâce 1610, c'est-à-dire à cette époque où la poésie Française, qui plane aujourd'hui en souveraine sur le sommet de l'hélicon, essayait alors à peine de gravir cette colline si chère aux poëtes de la Grèce.

ou de néphrétique, j'épuiserais mon poumon, ma voix, ma plume
et toute mon âme à faire savoir à toute la France une si précieuse,
si importante, si obligeante et assurée vérité ; et je les inviterais à
la prise des eaux de Vals. — Je mets en fait positif et véritable, et
soutiens qu'il n'est pas sous le ciel aucun remède qui soit de la force,
de l'agrément et de la promptitude de celui-ci pour *rompre* et *com-
muer* le calcul, lui *dérober* sa matière, ouvrir ses conduits et sou-
lager, comme de calmer la douleur. — Je suis contraint d'avouer
au public et l'informer que les eaux de Vals font plus en dix jours
que tout l'embarras d'étranges remèdes ne saurait faire en six
ou vingt ans. — Pour satisfaire la juste curiosité de ceux qui souffrent de néphrétique ordinairement engendré de calculs dans les
reins, lorsqu'ils s'engagent dans l'uretère, ou lorsque la pointe de
la gravelle *pique* rudement ce conduit naturellement très sensible,
et qu'une matière visqueuse dilate ce passage si étroit, je les prie
de croire qu'ils n'y viendront jamais à faux, et que nos Eaux étant
très-incisives, atténuantes, apéritives et détachantes, ils n'y peuvent recevoir que toute sorte de satisfaction avec leur parfaite santé.
Ils y trouveront plus de cent compagnons de leur mal et de leur
douleurs, aussi bien que de leur guérison et de leur bonne fortune,
et s'en retournant bien guéris, publieront partout l'exellence de ces
incomparables eaux. »

« Les eaux de Vals, disait M. Madier, en 1785, opèrent les effets
les plus surprenants dans les maladies des reins en détruisant les
embarras glaireux, calculeux et graveleux : peu de malades, attaqués
de ces maladies, les ont prises sans en éprouver le plus grand succès. »

« Il est aussi quelques maladies du système urinaire dans les quelles l'eau de la Chloé de Vals manifeste des propriétés, sinon toujours curatives, au moins sédatives, qui en font une précieuse
ressource contre ces maladies. — J'ai vu son action s'exercer d'une
manière favorable dans plusieurs cas de colique néphrétique et
de gravelle. » *(Dupasquier)*.

On le voit, nos Eaux ont subi la grande et terrible épreuve du
temps, de l'observation et de l'expérience ; elle leur a été favorable,

et j'ai la conviction que si la presse périodique, cette formidable puissance de notre temps, avait fait connaître les vertus curatives de nos Eaux dans les affections rénales, notre station thermale occuperait aujourd'hui le premier rang dans la curation de ces maladies, rang qu'elle partage à peine avec Vichy, Contrexeville et Pougues; rang qu'elle saura, je l'espère, reconquérir, car il lui appartient de droit.

D'après MM. Pétrequin et Socquet, les eaux minérales alcalines (Vals, Vichy) agissent non-seulement sur la concrétion, mais encore sur la cause de la diathèse qui engendre les graviers.

On a supposé qu'il y a une réaction chimique qui convertit l'élément urique en un urate de soude soluble qui est expulsé ; mais nos Eaux portent aussi sur la vitalité des organes dont elles stimulent et régularisent les fonctions.

On s'est souvent demandé ce que pouvaient les eaux les plus alcalines pour la curation des calculs. M. Ch. Petit a prétendu qu'elles attaquaient la matière lithique elle-même et le mucus qui fait office de ciment à l'égard du calcul, si bien qu'elles désagrègent les éléments salins, qui se séparent et sortent ensuite. Pour les pierres et calculs à base urique, cette explication peut s'admettre à la rigueur, mais pour ceux à base phosphatique, le médecin et le malade doivent se tenir sur leur garde.

Constatons avec MM. Trousseau et Pidoux, qu'il existe une diathèse graveleuse, (urique), que les eaux alcalines de Vals et de Vichy seules ne sauraient complétement faire disparaître, et dont l'atténuation dépend surtout du régime diététique.

Une guérison réelle, ou plus ou moins durable de l'affection calculeuse peut-elle se concevoir sans une modification générale, profonde de tout l'organisme ?

Voici sur cette importante question l'opinion de M. Trousseau :

« Je n'accorde pas aux Eaux de Vals, de Vichy, de Pougues, de Contrexeville une action dissolvante sur les corps étrangers du rein et de la vessie. Lorsqu'un calcul est logé dans l'un des reins, il faut qu'il en soit chassé et qu'il tombe dans le reservoir naturel de l'urine, car, le médecin ne peut pas plus guérir les calculs rénaux que les calculs biliaires. Ce qui, par exemple, est en son pouvoir, c'est de prévenir la formation de corps étrangers ultérieurs, d'en empêcher le développement, et de veiller, dans le cas de gravelle urique, au maintien d'une urine normale, et quand il s'agit de gravelle biliaire, à la conservation d'une bile à l'état physiologique. Si nous pouvons faire cesser la disposition particulière en vertu de laquelle les calculs ont été fabriqués, nous aurons déjà beaucoup fait.

Les Eaux minérales de Vals, Vichy, Carlsbat, Pougues, Contrexeville pourront immédiatement provoquer l'expulsion des calculs, et faire que pendant six mois, un an, deux et quelquefois plus les malades n'aient plus cette aptitude à produire ces corps étrangers, en un mot n'aient plus la gravelle. Qu'a fait alors la saison passée à Vals? A t-lle amené la dissolution [des calculs? En aucune façon; mais elle a profondément modifié la constitution, et elle l'a replacée dans sa rectitude normale. Comme il n'est pas d'usage que, en état de santé, l'on se livre à la fabrication des calculs hépatiques ou rénaux, tant que la médecine thermale, qui a une si grande puissance sur les calculs, continuera à faire sentir ses effets, il ne se formera aucun produit nouveau; mais aussitôt que ces habitudes physiologiques viendront à se troubler les corps étrangers se reproduiront. »

Après une déclaration aussi formelle, trop formelle peut-être, je crois devoir appliquer aux Eaux de Vals ce que M. Baud dit de celles de Contrexeville, relativement à cette question qui tient tant au cœur des malades : l'eau de Vals peut-elle guérir sans retour l'affection calculeuse? Si, négligeant les déductions des propositions émises déjà dans ce travail par la nature de cette affection et sur l'action médicatrice de notre eau, je consulte, pour cette réponse, seulement les faits accomplis sous mes yeux, voici ce que je trouve : un certain nombre d'habitués de Vals, revenus à nos sources par précaution ou par reconnaissance, selon leur expression, m'ont affirmé que depuis des années ils étaient complétement exempts des crises néphrétiques auxquelles ils étaient sujets avant leur traitement : quelques-uns rendaient encore de loin en loin d'inoffensifs calculs; d'autres ne rendaient plus rien ou seulement quelques sédiments accidentels. Quand aux calculeux dont la fréquentation a commencé sous nos yeux, ceux d'entre eux qui se sont soumis à une succession de deux, trois ou quatre années de traitement, m'ont successivement accusé une amélioration progressive qui, pour quelques-uns, paraît être une guérison. D'autres ont cessé de venir sans qu'il me soit possible de savoir si c'est pour un motif de guérison ou pour des raisons contraires ; quelques-autres, enfin, sont revenus, après une lacune d'une ou deux années passées sans crises, ramenés par la crainte que leur inspirait la réapparition de quelques nouvelles concrétions plus ou moins inoffensives.

C'est une erreur de croire que l'eau alcaline peut dissoudre un calcul, une pierre dans la vessie. « On a prétendu, dit M. Dubois, que, sans dissoudre la pierre, les eaux s'attaquaient au mucus qui agglutine les diverses couches de la pierre, et en les désagrégeant, leur permettrait de se diviser en petits graviers dont l'expulsion était alors possible. Le fait de la désagrégation (1) peut avoir lieu quelquefois ; mais à coup sûr, l'action des eaux alcalines n'y est pour rien, et j'engage les malades calculeux à ne pas perdre de temps pour se faire opérer : s'ils tardent, le calcul grossira infailliblement, [les parois de la vessie s'altèreront, un catarrhe vésical se développera, et la vie pourra être compromise. »

Dans la simple gravelle, dit le même auteur, presque toujours, pendant les jours de la cure thermale, le malade en expulse une quantité plus considérable ; puis, quand le rein est débarrassé de ces substances étrangères, les eaux agissent sur le sang, modifient sa composition, s'opposent à la formation de l'acide urique : il y a donc là une action purement vitale et non une simple dissolution chimique des principes de la gravelle dans le rein.

---

(1) « Quand on se sera évertué à chercher et même à obtenir la désagrégation ou l'amoindrissement des sables ou graviers dans des courants ou des réservoirs d'eau minérale alcaline, tentatives qui n'ont jamais eu que des résultats imparfaits, qu'est-ce que cela prouvera ? Quand même le sable et le gravier se dissoudraient dans l'eau de Vichy aussi bien qu'ils s'y dissolvent mal, je ne pense pas qu'il en fallut admettre davantage que l'action thérapeutique des Eaux de Vichy consisterait dans cette dissolution.　　　　　　　　　　　(*Durand-Fardel*).

Conclusion. Avant de diriger, vers notre établissement thermal, les malades atteints de gravelle, il est indispensable de faire analyser leur urine, afin de s'assurer de la nature des produits expulsés : car, il est aujourd'hui reconnu que les eaux à base alcaline (Vals, Vichy), au lieu de diminuer la maladie, pourraient, au contraire, l'aggraver, si elles avaient à faire à la gravelle blanche ou phosphatique. (1)

NÉPHRITE CHRONIQUE.

Des douleurs habituelles dans une des régions rénales ou dans toutes les deux, coïncidant avec une diminution de l'acidité, avec l'état neutre, et surtout avec l'alcalinité de l'urine, soit qu'il existe ou non une rétention de ce liquide, et un sentiment de faiblesse dans les membres inférieurs, sont les principaux caractères que M. Rayer assigne à la néphrite chronique.

Les malades atteints de cette affection se présentent en très petit nombre à Vals. Il ne m'a été donné, en dix ans, d'en constater plus de six cas ; dont quatre ont éprouvé une amélioration bien sensible, et deux qui ont été aggravés par l'emploi de nos Eaux.

Le traitement de cette maladie, dont M. Rayer a noté la rareté, exige un discernement et une prudence qu'on ne saurait porter trop loin.

COLIQUE NÉPHRÉTIQUE.

La colique néphrétique est plutôt le symptôme d'une affection préexistante, d'une affection dans laquelle le rein est vivement

(1) On est convenu d'appeler gravelle *blanche* ou phosphatique les maladies des voies urinaires dans lesquelles les urines boueuses, fétides, décolorées, laissent déposer une plus ou moins grande quantité de phosphate de chaux et de phosphate ammoniaco-magnésien sous forme de gravier de consistance variable.

Ces graviers lavés se présentent avec une couleur blanche ; mais avant cette opération ils sont gris, ce qui leur a valu le nom de *gravelle grise*. Ils verdissent le sirop de violette. Leur saveur est salée ; ils noircissent sur les charbons ardents, et répandent une odeur ammoniacale. La potasse et la soude triturées avec eux, en dégagent l'ammoniaque.

irrité, l'uretère distendu et leur surface interne déchirée..

L'affection calculeuse n'est pas la seule qui amène de pareils résultats ; ceux-ci peuvent être produits par l'hématurie, dans la quelle les caillots sont susceptibles d'obstruer l'uretère, par des vers rénaux (acéphalocystes, trongle géant), etc. etc.

Nous n'avons ici qu'à nous occuper de la colique qui recon aît pour cause la présence d'un gravier ou d'un calcul, soit dans le rein, soit dans l'uretère.

La douleur, qui est le caractère essentiel de la colique néphrétique, débute quelquefois d'une manière brusque, à la suite d'un mouvement rapide, d'une course, d'une chute, d'un cahot de voiture ; mais il est plus ordinaire de voir une douleur sourde, obtuse, gravative, avec un sentiment de malaise général durer deux ou trois jours avant l'apparition des véritables coliques néphrétiques. Au bout de ce temps, la douleur s'accroît ordinairement avec rapidité ; alors, elle est très violente, aigüe, pongitive. « On observe, dit M. Chomel, des battements et des élancements dans la région occupée par un des reins ou par les deux, c'est-à-dire vers la dernière vertèbre dorsale et les premières lombaires, en dedans des deux dernières côtes, et à quelques travers de doigts de l'épine. De cette région, la douleur s'étend en suivant le trajet du bassinet et de l'uretère, jusque dans la vessie, dans l'aine et la cuisse correspondante, qui est comme engourdie et quelquefois raide et tremblante : chez l'homme la douleur s'étend au testicule qui est ramené douloureusement vers l'anneau. Ces douleurs, résultat des lésions que le corps étrangers fait subir au rein ou à l'uretère, sont quelquefois déchirantes et jettent le malade dans les plus vives angoisses ; il pousse des gémissements, prend des postures bizarres, se cramponne l'abdomen avec les mains, quitte le lit, se roule par terre et implore, d'une manière ou d'une autre, la fin de ses souffrances.

« Pendant cette crise, dont nous ne décrivons que les symptômes généraux, l'urine subit des altérations remarquables ; elle est rendue goutte à goutte, et les malades éprouvent un sentiment d'ardeur dans le canal de l'urètre. D'autres fois, mais ce sont les cas les plus rares, elle est claire, aqueuse, et par fois plus abondante qu'à l'ordinaire. Cette scène douloureuse, on le comprend bien, ne se passe pas sans une vive réaction générale ; toutes les fonctions, ou à peu près, sont troublées et la fièvre s'allume. En cet état, et eu égard à la brièveté de sa durée, la colique néphrétique se soustrait à la médication hydro-minérale. Mais nous avons cru devoir nous arrêter un instant à cette partie de l'histoire de l'affection calculeuse des reins par ce que la colique néphrétique est tout à la fois un phénomène intéressant à connaître et un utile épouvantail pour le malade. » *(Roubeaud)*.

Quand nos Eaux déterminent une crise, j'en fais suspendre l'emploi tant interne qu'extérieur ; je combats *l'élément douleur* avec un mélange d'alcool camphré et laudanisé, dont je fais quelques applications sur les régions rénales ; j'emploie aussi ¡les bains domestiques et les sangsues ; et je recommence le traitement 24 heures après la cessation complète des coliques néphrétiques. Je puis protester que je n'ai jamais eu l'occasion de me repentir d'en avoir ainsi agi, et je suis sûr que ceux de mes confrères, qui voudront faire ce que je fais, s'en trouveront bien, et obtiendront de très-bons résultats de cette manière de faire, encore peu usitée.

NÉPHITE ALBUMINEUSE. — ALBUMINURIE. — MALADIE DE BRIGHT.

Cette affection n'est réellement connue que depuis les travaux de Bright, qui parurent il y a à peu près 30 ans.

M. Rayer, qu'il faut toujours citer en première ligne quand il s'agit des affections des voies urinaires qu'il a étudiées avec tant de soin, dit que cette affection est principalement caractérisée, pendant la vie, par la présence d'une quantité notable d'albumine, avec ou sans globules sanguins, dans l'urine ; par une moindre proportion des sels et de l'urée dans ce liquide, dont la pesanteur spécifique est presque toujours plus faible que dans l'état sain ; enfin, par la coïncidence ou le développement ultérieur d'une hydropisie particulière du tissu cellulaire et des membranes séreuses.

« Cette maladie a pour caractère constant : l'appauvrissement considérable des matériaux du sang, désordres graves dans la circulation, hydropisies partielles ou générales. Que la viciation des humeurs de l'économie soit primitive, qu'elle soit secondaire, qu'elle précède ou qu'elle suive la maladie des reins, elle constitue certainement le danger principal, danger contre lequel il faut se hâter d'employer toutes les ressources de l'art.

L'expérience clinique a constaté que l'albuminurie, arrivé à un certain degré, et ne se compliquant pas d'altérations profondes organiques, peut encore offrir les plus heureuses chances de guérison ; et qu'alors le seul traitement à lui opposer est un régime tonique, fortifiant, fortement animalisé, associé aux vins généreux, aux boissons alcooliques, aux préparations amères et ferrugineuses, aux eaux minérales martiales ; propre enfin à ranimer les forces digestives, régénérer les éléments albumineux, reconstituer l'état normal des humeurs de l'économie. »

Or, les eaux de Vals, par la stimulation produite sur la peau et sur la membrane gastro-intestinale, par la modification imprimée aux fonctions d'assimilation, d'innervation et de sécrétion, ont paru réunir les conditions les plus favorables pour combattre le dépérissement incessant des albuminuriques.

L'anonyme qui a écrit ce passage ajoute : « Quelques malades y ont été envoyés (à Vichy) avec doute et circonspection, et bientôt ils ont éprouvé une telle amélioration, ils ont présenté des cures si merveilleuses, que l'on doit considérer les eaux de Vichy comme un des plus puissants auxiliaires du traitement de l'albuminurie. »

« On a bien signalé, dit M. Roubeaud, des accidents du côté des voies digestives, tels que vomissements, dévoiement etc. ; mais ces phénomènes ne sont pas constants et ne peuvent, parconséquent, figurer dans l'histoire de cette affection. » M. Roubeaud a tort.

On peut admettre, dans l'état actuel de la science, que dans la néphrite albumineuse, l'urée est versée en nature dans le tube digestif, et que ce n'est que là qu'elle se décompose en carbonate d'ammoniaque

Du moment que l'urée est décomposée dans le canal intestinal en carbonate d'ammoniaque, il passe dans la masse du sang et produit cette série d'accidents graves que l'on attribuait autrefois à la présence de l'urée dans le sang, et qui, en réalité, n'est due qu'à l'infection ammoniacale de ce liquide. C'est donc le tube digestif qui est, dans la néphrite albumineuse, le point de départ de l'urémie. Malmstin, Grégory, Christausin, Frérichs, etc. ont signalé les troubles des fonctions digestives qui accompagnent si fréquemment la maladie de Bright : ce sont surtout les vomissements, la diarrhée coliquative, séreuse qui ont attiré l'attention de ces observateurs. Ils signalent tous une inflammation chronique ulcéreuse, ou pseudo-membraneuse du gros intestin, des ulcérations à bords taillés à pic, des inflammations dyphtériques. Dans la maladie de Bright, ajoutent-ils, la muqueuse intestinale est souvent le siége d'exudation séreuse ; et si la muqueuse intestinale n'est pas altérée, dans quelques cas elle est le siége d'une hypérémie de la muqueuse ou d'ulcérations folliculaires.

C'est, selon toute apparence, à l'action corrosive de l'urée qu'il faut attribuer toutes les lésions spéciales qui se trouvent dans les intestins des urémiques, et qu'ont décrites avec tant de soin les auteurs dont je viens de citer les noms.

En effet, dans la maladie de Bright, on a rarement trouvé les intestins sains ; le plus souvent ils sont remplis de mucosités grisâtres, extrêmement visqueuses et si adhérentes qu'elles ne se détachent que par le raclage : la muqueuse est épaissie et son *épithélium* ramolli ; il a un état anémique prononcé : dans le gros intestin, il y a par fois une coloration plombée et noirâtre, surtout autour des orifices folliculaires, lesquels sont beaucoup plus volumineux qu'à l'ordinaire. Les matières fécales sont presque toujours englobées dans une couche de mucosites.

Quand l'albuminurie se déclare pendant la grossesse, à la suite d'un accouchement pénible, d'un allaitement prolongé, de l'abus des plaisirs sexuels, d'un mauvais régime ; quand elle est la suite d'une suppression subite ou permanente de la transpiration, qu'elle est consécutive à certaines fièvres, éruptives, qu'elle est sous l'in-

fluence d'un lymphatisme prononcé chez les jeunes personnes débi-
litées par suite de longues et profondes maladies etc. etc., on peut,
alors surtout qu'il n'y a pas encore de lésion organique dans les
reins, attendre de l'emploi de nos Eaux non-seulement un soulagement marqué, mais même une guérison radicale. Mais si l'on peut,
par un examen attentif et sérieux, s'assurer qu'il existe une désor-
ganisation, même peu prononcée, de l'organe sécréteur de l'urine,
ou si l'albuminurie se complique d'urémie s'accompagnant, en tout
ou en partie, de l'effrayant cortége des ulcérations intestinales que
nous avons signalées, les albuminuriques n'ont rien à attendre de
nos Eaux,

Le traitement de cette affection, par l'emploi des eaux de Vals,
ne peut être dirigé que par les médecins qui ont fait une étude spéciale de nos moyens hydro-thérapiques ; il exige un soin tout particulier.

CATARRHE VÉSICAL.

Le catarrhe vésical se présente assez communément à Vals. Constatons d'abord que les personnes atteintes de cette maladie ne
viennent souvent, trop souvent même, demander à nos thermes la
guérison de leur affection que lorsque celle-ci est dans un état tellement avancé que nos Eaux, tout efficaces qu'elles sont, ne peuvent
plus leur être salutaires, et leur sont quelquefois même nuisibles.

Pour obtenir un résultat favorable, il faut d'après MM. Pétrequin
et Socquet, dont je partage parfaitement la manière de voir, que
le catarrhe soit à l'état *muqueux,* et les conduits excréteurs libres.
Dans ces cas, l'influence de nos Eaux, employées en boisson, en
bains, en douches et principalement en injections au moyen d'une
sonde à double courant, on voit ordinairement les sécrétions devenir promptement moins abondantes, se modifier graduellement, et
revenir enfin à l'état normal, en même temps que les besoins d'uriner deviennent moins fréquents.

J'ai pu constater qu'une seule saison suffisait, le plus souvent,
pour amener une guérison complète quand le catarrhe vésical est

à l'état simplement *muqueux*, mais que lorsqu'il est à l'état *mucoso-purulent*, il fallait plusieurs saisons pour modifier la muqueuse et ramener sa sécrétion à l'état normal.

Quand j'emploie les eaux de Vals en injection, je commence cette opération par l'eau de la Marie, puis par celle de la Chloé, et enfin par celle de la Marquise. Ce mode de traitement, dont j'ai retiré quelques bons résultats, exige beaucoup de précautions, de discernement et une surveillance aussi soutenue qu'éclairée.

Les douches rectales et hypogastriques peuvent, dans de nombreuses circonstances, rendre des services qu'il ne faut pas négliger.

BLENNORRHÉE CHRONIQUE. — GOUTTE MILITAIRE.

Cette maladie, si désespérante, par sa tenacité, et pour le médecin et pour le malade, est généralement guérie par l'eau de notre Dominique en injections. C'est, probablement, par l'action directe, tonique et astringente de cette eau ferro-arsénicale que la muqueuse urétrale est profondément modifiée et souvent même guérie.

Ne pourrait-on pas comparer, avec quelque raison, l'action de cette eau à celle de l'azotate d'argent. Vous touchez, par exemple, avec la pierre la conjonctive engorgée : l'œil rougit, pleure, sa sensibilité augmente, puis il guérit. De même pour l'eau minérale; elle doit agir en déterminant une réaction substitutive. Cela est d'autant plus probable que peu d'ophthalmies chroniques résistent à l'emploi de cette eau en lotions et en application. Cette explication est du docteur James.

CONTRACTURE DU COL DE LA VESSIE.

On appelle contracture du col de la vessie une affection qui offre, comme symptôme principal, un spasme irrégulier des fibres musculaires du sphincter du col de cet organe, se compliquant souvent d'une gêne, quelquefois même d'une rétention complète de l'urine.

Les auteurs ne sont pas d'accord sur la nature de cette maladie.

Les uns, à la tête desquels il faut placer M. Velpeau, en font une *névralgie* ; les autres, avec M. Phillips, en font une *inflammation*.

La névralgie de la portion profonde de l'urètre serait, d'après M. Velpeau, caractérisée par des douleurs urètrales et vésicales sans lésion anatomique. Selon ce professeur on ne voit ni rougeur, ni gonflement, pas la plus légère inflammation ; on ne trouve ni calcul, ni rien de matériel dans la vessie, l'urètre ou la prostate. Le fondement deviendrait le siége de douleurs lancinantes, continues ou revenant par accès ; les besoins d'uriner seraient pressants, il y aurait aussi des douleurs vives du côté de la prostate.

Voici, d'après M. Phillips, les symptômes caractéristiques de la contracture du col de la vessie : besoin d'uriner se faisant souvent sentir, sortie de l'urine plus difficile, douleur au moment où les fibres musculaires du col de la vessie se contractent pour laisser passer l'urine dans le canal, irritation de l'urètre, rendant généralement ce passage pénible et faisant éprouver un sentiment de cuisson, de brûlure, douleur encore, quand le fond de la vessie vient, à la fin de la miction (émission de l'urine) s'appuyer contre l'orifice urètro-vésical.

Cette maladie, ou plutôt cette complication des affections urètro-vésicales est une de celles qui sont le plus heureusement influencées par l'emploi multiple et raisonné de nos eaux minérales.

RÉTENTION D'URINE.

Quand la rétention d'urine existe sous la dépendance d'une affection du système nerveux rachidien, elle échappe au traitement par nos eaux minérales. Si, au contraire, elle tient à un état d'atonie, à un défaut de la contractilité musculaire de la vessie, elle est généralement tributaire de nos Eaux. Dans ces cas, qui sont loin d'être rares chez les vieillards, chez les gens livrés aux travaux de cabinet, chez ceux qui par paresse, distraction ou négligence résistent au besoin d'uriner, chez ceux qui, pendant la nuit, au lieu de se lever, urinent couchés sur le côté, il faudra avoir recours aux bains de siége, aux douches périnéales, hypogastriques et tout particulièrement aux injections vésicales au moyen d'une sonde à double courant etc. Tous ces moyens sont généralement suivis de bons résultats, pourvu cependant qu'on ait soin de proportionner l'activité de nos Eaux à la susceptibilité de l'organe malade.

J'ai eu peu d'occasions de traiter cette maladie ; mais je puis affirmer que dans trois cas surtout j'ai obtenu un plein succès. Je me crois donc autorisé à regarder, comme avantageux, l'emploi de nos Eaux dans cette douloureuse affection.

INCONTINENCE D'URINE.

L'incontinence d'urine est une infirmité grave que l'art a su rendre moins dégoûtante en inventant les réservoirs portatifs en caoutchou.

Cette affection réclame le même traitement que l'affection précédente, mais elle se montre beaucoup plus rebelle.

Quand, sous l'influence d'une cause encore peu connue, quelques enfants, quelques adolescents, d'une constitution faible et débile, sont atteints d'incontinence d'urine *nocturne*, il importe d'employer les douches périnéales et hypogastriques écossaises.

CONCLUSION.

J'ai pu me convaincre, par dix années d'expérience, que les maladies des voies urinaires que je viens d'enserrer dans un cadre trop étroit, ne pouvaient généralement être guéries par nos Eaux minérales, qu'en suivant le traitement hydro-minéral soigneusement et avec une courageuse persévérance, et que ceux qui en sont atteints ne peuvent espérer une guérison, ou tout au moins un grand soulagement à leurs souffrances qu'en venant à Vals, plusieurs années de suite, et en y faisant un séjour *d'un mois chaque année.*

MALADIES DE L'APPAREIL SEXUEL.

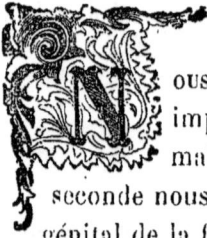

Nous devons, en ce chapitre, établir deux divisions importantes : dans la première, il sera question des maladies de l'appareil génital chez l'homme ; dans la seconde nous décrirons celles qui peuvent atteindre l'appareil génital de la femme.

Première division. — Au point de vue de leur traitement par nos Eaux minérales, la *prostatite chronique*, la *prostatorrhée* et la *spermatorrhée* sont les seules maladies dont l'appareil génital de l'homme peut être affecté

PROSTATITE CHRONIQUE. — PROSTATORRRHÉE.

Les caractères principaux de la prostatite chronique consistent en un écoulement plus ou moins abondant d'une matière transparente, visqueuse, ayant beaucoup de ressemblance avec le blanc d'œuf, quelquefois opaline, blanche et comme crèmeuse, et même parfois consistante comme du caséum. Les envies d'uriner sont en général plus fréquentes, l'émission de l'urine moins facile ; dans beaucoup de cas, le toucher par le rectum permet de constater une augmentation de volume et de sensibilité dans la prostate.

La prostatite chronique, la prostatorrhée pouvant facilement être confondues avec la spermatorrhée (pertes séminales involontaires), nous allons donner les signes différentiels de ces affections, qu'il importe de ne pas confondre.

L'écoulement prostatique a lieu presque continuellement ; il suffit

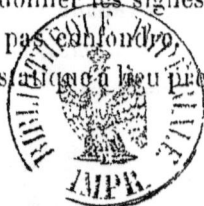

VIIme

de presser l'extérmité de la verge pour en faire sortir une ou plusieurs gouttes claires, visqueuses, comme du blanc d'œuf ; cet écoulement se produit la nuit comme le jour ; dans la spermatorrhée l'écoulement n'a lieu qu'à certains moments, dans de certaines conditions, la nuit pendant un rêve érotique, le jour pendant la défécation, la miction (écoulement des urines), et il y a toujours, sauf dans les cas plus graves, une érection plus ou moins prononcée ; de plus la spermatorrhée s'accompagne d'une prostration musculaire quelquefois très grande ; il y a de l'amaigrissement ; la peau est pâle, décolorée ; il n'y a plus d'appétit ; les digestions sont difficiles : enfin, il survient des accidents nerveux aussi graves que variés ; dans la prostatorrhée, au contraire, il y a peu de troubles dans l'état général, les forces sont ordinairement bien conservées, les digestions sont assez bonnes, il n'y a pas de dépérissement sensible.

J'ai eu peu d'occasions de soigner des malades atteints de cette maladie, mais je l'ai vue céder assez difficilement à l'emploi de nos Eaux, quand surtout les malades ne se résignaient pas à subir un traitement un peu long et surtout à faire deux saisons la même année.

SPERMATORRHÉE ou PERTES SÉMINALES.

Les pertes séminales involontaires, *diurnes* ou *nocturnes*, avec ou sans illusion, qu'elles soient cause ou complication de névroses gastro-intestinales ou cérébro-spinales sont généralement tributaires de nos Eaux. Si la cause de cette affection tient à un vice de conformation originelle (longueur du prépuce), à une faiblesse congénitale, à l'existence d'oxyures vermiculaires, à la constipation, il faut s'empresser de faire disparaître ces causes, contre lesquelles nos Eaux ne peuvent absolument rien ; mais, si les pertes séminales involontaires tiennent, de loin ou de près, à une faiblesse locale des organes générateurs, à des excès vénériens, à des manœuvres onaniaques trop souvent répétées ; dans ces cas, plus nombreux qu'on ne le pense, nos Eaux, employées sous toutes les formes, ont une efficacité incontestable.

Souvent les pertes séminales involontaires sont sous la dépendance d'une inflammation chronique de la prostate, des vésicules séminales, des conduits éjaculateurs ; dans ces cas encore, nos Eaux en boisson, en bains, en douches, en lavements, en injections sont de la plus grande utilité, et donnent souvent des résultats inespérés, quand surtout on leur associe un régime capable d'arrêter le dépérissement dans lequel tombent ceux qui sont atteints de cette funeste affection.

MALADIES DE L'APPAREIL GÉNITAL CHEZ LA FEMME.

Les organes de la génération chez la femme peuvent être atteints d'une foule de maladies. Il est évident qu'il ne peut être ici question que de celles qui ressortent de nos Eaux. Ces maladies sont ou *fonctionnelles* ou *anatomiques* .

MALADIES FONCTIONNELLES.

Menstruation. — Aménorrhée. — Dysménorrhée. — Stérilité.

Menstruation. La fonction que les médecins appellent menstruation est vulgairement désignée sous les noms de règles, mois, lunes, époques, ordinaires, affaires et autres expressions détournées, dont les femmes se servent, par pudeur, pour ne pas employer le terme médical.

Pendant tout le temps que la matrice reste plongée dans cet état d'*engourdissement*, de *torpeur*, de *sommeil* qu'on a pu comparer à celui d'une chrysalide, cet organe, que la nature a chargé de la grande, de la sublime fonction de la maternité, est sujet à peu ou même point de maladies. Mais, quand la chrysalide, pour devenir papillon, veut rompre l'enveloppe qui la sépare d'une vie nouvelle, elle détermine, à la suite de quelques phénomènes vagues, inconnus, souvent douloureux, quelquefois pénibles, une exaltation vitale de tout l'appareil génital qui donne lieu à un écoulement de sang variable sous le rapport de sa durée, de sa périodicité, de sa qualité, de sa quantité, etc. etc.. Alors commence pour la pubère cette longue chaîne de plaisirs et de souffrances qui étreint, dans ses nombreux anneaux, la plus belle partie de la vie de la femme. C'est aussi à cette époque que la jeune fille, devenue plus timide, plus reservée, éprouve en elle quelque chose qui l'inquiète, qui l'agite. C'est le sens génital qui, muet jusque-là, entre en fonction. Alors le vague des idées de la jeune vierge se précise, et instinctivement elle se trouve initiée au secret de sa nouvelle existence. C'est alors encore que le besoin d'aimer et d'être aimée se fait le plus vivement sentir. C'est un âge fertile en naufrages. En effet, dans le pénible combat qui se livre entre ce besoin et sa pudeur, celle-ci ne serait toujours victorieuse, si une bonne et solide éducation, la sollicitude, la prévoyance maternelles ne venaient en aide à la jeune fille. Chez la pubère forte, robuste, vigoureuse, jouissant habituellement d'une bonne santé, surtout chez celle de la campagne habituée à une vie sobre, active, laborieuse, la menstruation n'est qu'un nuage dans le ciel d'un beau jour. Il n'en est malheureusement de même chez la jeune fille frêle, débile, délicate, souffreteuse menant une vie sédentaire, oisive, ou chez celle qui est fatalement douée de ce tempérament et de cette constitution, dont le lymphatisme est la manifestation la plus ordinaire. Chez la plupart de ces êtres souffrants la menstruation ne peut s'établir ou s'établit d'une manière irrégulière ou insuffisante. C'est alors que nos Eaux interviennent d'une manière avantageuse, en reveillant l'appétit, en favorisant l'assimilation et la nutrition, et par suite en reconstituant l'état normal du sang qui devenu plus excitant va tirer du sommeil dans lequel ils sont plongés les organes génitaux et y provoquer cet état fluxionnaire qui doit amener une des fonctions les plus importantes de la vie de la femme.

La première, la principale indication est donc de faire manger et de faire digérer la jeune malade.

Quand, chez les femmes, chez les filles, habituellement bien réglées, l'aménorrhée se produit par suite d'émotions vives, profondes, par l'immersion de tout le corps ou seulement d'une partie, dans un liquide froid, pendant l'écoulement mensuel ; quand , d'autre part, l'aménorrhée, pour une cause quelconque, atteint une jeune personne pléthorique, ardente, passionnée, nerveuse, impressionnable, il est de toute nécessité de procéder dans l'emploi de nos Eaux avec une grande modération, avec une prudence extrême.

Dysménorrhée, (règles difficiles, douloureuses). — Quand la dysménorrhée caractérisée par des coliques, des tranchées, par des spasmes de la vessie, par des vomissements, par des troubles nerveux dans le cœur et dans le cerveau, coïncide, ce qui arrive souvent, avec une grande sensibilité des organes génitaux, ou un état d'éréthisme permanent, quand l'économie toute entière ressent le contre-coup de l'état de l'utérus ; quand les contractions utérines sont assez vives pour faire redouter le moment des règles à l'égal d'un accouchement, même laborieux, il faudra de préférence employer nos Eaux en bains, en boisson, et n'avoir recours aux douches vaginales, aux injections que dans des circonstances exceptionnelles.

Stérilité. — Depuis longtemps nos Eaux jouissent de la réputation de favoriser la fécondité. Voyons ce qu'il faut penser de cette réputation trois fois séculaire. (1)

Nous constaterons, et cela d'une manière irrécusable, que nos Eaux ont une grande efficacité dans les affections de l'utérus surtout

---

(1) « Une infinité de femmes, disait, en 1657, M. A. Fabre, ne porteraient pas l'aimable nom de mère, si elles n'étaient jamais venues à Vals ; et je connais beaucoup de gens qui ne seraient pas en *nature*, si nos Eaux n'eussent *préparé* les endroits où ils devaient être conçus »

« La foule des femmes de toute sorte de condition qui y accourent de toute part, en est une preuve authentique et non pas une opinion qui conduit le peuple : et nous pouvons assurer que tous les ans, après tous les vœux et tous les remèdes, il y en a quantité, qui dans moins de dix mois, mettent au monde ces chers *objets* de leurs espérances et de leurs désirs, que nous pouvons en quelque manière appeler les *enfants et les effets des Eaux de Vals.* »

En lisant ce renvoi plus d'un lecteur s'écrira, non sans quelque raison :

Credat judeus appella !

non ego.

chez les jeunes femmes pâles, langoureuses, étiolées, qu'une nourriture mauvaise ou insuffisante, une vie oisive ou trop sédentaire,
la privation d'un air pur, jettent dans un état prononcé de chloro-
aménie. Dès-lors, quoi d'étonnant que la stimulation minérale, en
relevant l'atonie, la langueur qui pèsent si lourdement sur les organes de la génération, en remédiant aux déviations utérines, en
guérissant les indurations, les engorgements, réveille l'aptitude de
la conception en fortifiant tout l'organisme et en plaçant l'appareil
utérin dans son état normal ?

« En conclurons-nous, dit M. le docteur James, que toute stérilité devra céder à leur influence ? évidemment non : à côté de
quelques cas heureux, il y a nécessairement des insuccès. — Pre-
nons garde de trop généraliser, l'enthousiasme, ici, comme toujours
conduirait à la déception. En effet, observe M. Patissier, les causes
de la stérilité sont trop souvent aussi mystérieuses que la génération.

Il est, je pense, inutile de faire observer que si la stérilité se ratta-
chait à un vice de conformation, à une maladie organique, à l'âge
avancé, aucune eau minérale ne pourrait être utile.

Il ressort de ce que nous venons de dire que les avortements
répétés ou provoqués par les circonstances qui produisent la stérilité cèdent également à l'usage de nos Eaux. Hors ces cas, nous
sommes impuissants à ranimer ou à développer une fonction dont
l'absence est la plus grande douleur infligée à la femme.

MALADIES ANATOMIQUES AVEC OU SANS PERTE
DE SUBSTANCE.

—

Métrite chronique ou engorgement utérin. — J'ai pu m'assurer,
par des observations peu nombreuses à la vérité, mais concluantes,
que nos Eaux trouvaient une application avantageuse dans les engorgements utérins à l'état *mou, indolent;* c'est-à-dire dans ces engorgements qui n'offrent plus la moindre trace d'élément phlegmasique.

On reconnaîtra que l'état phlegmasique persiste encore, si le col
utérin se montre sensible au *toucher*; s'il existe une induration
soit générale, soit partielle du tissu de la matrice; si l'orifice externe de cet organe est dilaté et comme *entrebaillé*, etc., etc.

L'engorgement utérin peut occuper soit le col, soit le corps de la
matrice; quelquefois même simulanément l'un et l'autre. C'est dans
l'engorgement utérin qu'on observe ces érosions, ces granulations,
ces ulcérations superficielles, que l'on doit toujours faire disparaître
par la cautérisation, avant l'emploi de nos Eaux, et qui donnent
lieu à ces douleurs sourdes, obtuses, à ces sensations de tiraillement,
de pesanteur qui augmentent par l'action de se lever ou de s'asseoir,
à ce penchant qui porte la femme à faire par intervalle des efforts
expulsifs, enfin à tous les symptômes hystériformes les plus variés.

Quand l'engorgement utérin occupe le corps entier ou une partie
du corps de la matrice, dont il a augmenté le poids, on observe ces
lésions de position connues sous le nom *d'abaissement, d'inclinaison,
d'antéversion, de rétroversion*, qui, dans un grand nombre de cas,
sont pour la femme (1) une cause incessante de souffrances.

Enfin, quand l'engorgement occupe simultanément le corps et le
col de la matrice, on observe tous les accidents que nous venons
de décrire.

L'engorgement utérin peut, dans quelques rares cas, exister sans
présenter des symptômes qui annoncent son existence d'une manière tranchée; on a vu même des femmes arriver jusqu'à la ter-
minaison funeste d'un cancer utérin sans avoir éprouvé la plus
légère douleur locale, ni le moindre désordre dans la menstruation.

Catarrhe utérin. — On donne ce nom à l'inflammation chronique
de la muqueuse utérine accompagnée d'un écoulement plus ou
moins abondant de mucosités lactescentes, mucoso-purulentes,
quelquefois même sanguinolentes.

[1] Il n'est pas rare de rencontrer ces déplacements sur des vierges, sur des
femmes n'ayant pas eu d'enfants; mais il est incontestable que les femmes qui ont
eu un grand nombre d'enfants y sont plus disposées, et que les avortements exercent une influence plus fâcheuse que les accouchements à terme.

Leucorrhée ou fleurs blanches. — Cette affection est très commune chez les femmes qui habitent les villes, chez celles surtout qui vivent dans le luxe et dans l'oisiveté ou qui sont fatalement douées de ce tempérament qu'on appelle lymphatique ; elle sévit avec une cruelle intensité chez les jeunes filles chloro-anémiques.

Quand toutes les affections, dont nous venons de décrire sommairement les caractères principaux, existent depuis longtemps, elles exercent sur les fonctions digestives et subsidiairement sur l'assimilation et la nutrition une influence funeste, si dans le traitement qui intervient on ne tient pas assez compte de cette complication, presque générale. Cette explication donne raison à ceux qui reprochent au traitement de l'utérus d'être trop local, trop chirurgical.

« Il s'est fait, à partir de M. Récamier, un retour important vers les idées réellement médicales, au sujet de toutes ces affections. Un grand nombre de médecins, la généralité même, les regardaient comme entièrement locales, sans aucun lien avec l'état de la santé générale, et les traitaient comme telles à l'aide d'une médication exclusivement locale qui toujours échouait. M. Récamier enseigna que les affections utérines qui nous occupent, au lieu d'être des maladies isolées, se rattachaient presque toujours à des troubles de l'innervation et de la nutrition ; que la plupart des femmes qui les portaient étaient d'une constitution primitivement faible ou appauvrie, extrêmement excitables et nerveuses, qu'en même temps, et même avant tout autre phénomène, elles avaient éprouvé des troubles du côté des fonctions digestives, tel que la perte d'appétit, des digestions lentes et pénibles, une constipation opiniâtre, etc. ; que chez beaucoup on pouvait observer tous les symptômes de la chloro-anémie. Il vit dans ces états de souffrance la cause qui produisait et entretenait le catarrhe utérin, les pertes blanches, les granulations du col, etc. etc. ; aussi sans négliger le traitement local, se proposât-il de modifier la constitution. »   *(un anonyme).*

C'est avec de telles idées que nous pouvons nous rendre compte de l'efficacité des Eaux de Vals, qui doivent évidemment leurs bons effets plus particulièrement à l'action générale excitante, tonique, constitutive que nous avons signalée. Sous son influence, l'énergie du système nerveux est rétablie, l'appétit renaît, la nutrition se fait plus complétement, la circulation se fait plus activement, ainsi que les fonctions qui en dépendent, et sous cette influence, toutes les sécrétions anormales des muqueuses tendent à se supprimer, celles des organes sexuels plus que toutes les autres. Pour activer ce résultat, il est avantageux d'administrer l'eau sous toutes les formes, et de faire suivre celle des bains d'une friction énergique, qui aura pour but d'aviver la circulation capillaire, et d'établir ainsi sur toute la périphérie une dérivation physiologique des plus salutaires.

C'est avec la plus grande circonspection que les douches vaginales doivent être employées ; ce moyen exige la présence et toute la sollicitude éclairée du médecin dirigeant ; si elles sont d'une utilité incontestable, elles peuvent être nuisibles, en rappelant, par une excitation directe, locale, l'élément phlegmasique. Cela est si vrai que beaucoup d'hydrologues les proscrivent d'une manière absolue.

Peut-on dans les cas d'induration de l'utérus employer les Eaux de Vals ? Je n'hésite pas à répondre, avec MM. Pétrequin et Socquet, Barthez et Petit : oui. Ici, disent les deux premiers, il faudra mitiger l'action trop stimulante de l'eau minérale, et avoir égard, surtout, à leur température. Administrées chaudes, elles seraient nuisibles en réveillant le point phlegmasique encore existant ; mais, données en bains à une température tiède, elles pourront rendre de grands services.

TUMEURS OVARIQUES.

Les tumeurs qui peuvent atteindre l'ovaire ne sont pas toutes tributaires de nos Eaux. Le diagnostic en est ordinairement obscur ; d'où il résulte qu'il est difficile de bien préciser les cas dans lesquels doivent réussir les eaux alcalines.

M. Petit, pense que ce n'est que dans les cas d'engorgements des ovaires avec simple hypertrophie que l'on peut espérer, si non toujours au moins quelque fois, leur *entière résolution :* ainsi qu'il en a recueilli quelques exemples. Mais, ajoute l'éminent praticien, si l'on n'obtient qu'assez rarement un résultat aussi complet, on arrive du moins très *ordinairement*, avec de la persévérance, à amener une diminution notable du volume des tumeurs et à en empêcher l'accroissement.

D'après M. Barthez, la guérison des engorgements de l'ovaire est toujours subordonnée à l'ancienneté ainsi qu'à l'étendue du mal. Ceux qui se sont développés sous une influence diathèsique cancéreuse ou squirrheuse, sont généralement réfractaires à nos Eaux, qui sont contre-indiquées dans l'hydropisie des ovaires.

M. James pense, et je partage sa manière de voir, que les eaux alcalines ont pu dans *quelques cas tout-à-fait exceptionnels*, produire l'atrophie ou même la disparition de ces tumeurs, mais qu'il faut faire une *large part* aux probabilités d'insuccès.

M. Durand-Fardel, si bon juge en semblable matière, pense qu'on peut voir, sous l'influence des eaux alcalines (Vichy, Vals, Carlsbat et Kissingin) des tumeurs ovariques récentes et peu développées disparaître : on peut obtenir une certaine diminution de tumeurs plus volumineuses; on peut enfin établir un temps d'arrêt dans l'accroissement de tumeurs dont les dimensions elles-mêmes ne peuvent être modifiées. Selon le même auteur les *kystes ovariques* échappent à la médication hydro-minérale.

CONCLUSION.

J'ai eu peu d'occasions de soigner à Vals des tumeurs ovariques ; je pense que nos Eaux, comme toutes les eaux alcalines, peuvent, dans quelques cas rares, être utiles ; mais que si elles restent impuissantes, elles ne peuvent être nuisibles, à moins qu'elles n'aient à combattre une dégénérescence quelconque.

MALADIES DE L'APPAREIL DE LA LOCOMOTION.

—

RHUMATISME. — RHUMATISME GOUTTEUX.

—

Monsieur Vidal, d'Aix, (Savoie) a, selon moi, admirablement tracé le tableau du rhumatisme que nous pouvons guérir par nos Eaux minérales. « Le rhumatisant, dit ce savant observateur, a le teint pâle, le regard peu animé ; il craint le froid ; sa peau est flasque et souvent couverte d'une sueur visqueuse, froide et d'odeur *fade* ; il est sujet à des pesanteurs de tête, des étourdissements, des vertiges, des palpitations, de l'oppression ; il est peu disposé au travail, intellectuel surtout ; l'auscultation fournit souvent le bruit anémique ; il s'enrhume facilement, la langue est souvent saburrale ; il a des flatuosités, de la constipation, de la lassitude le matin comme le soir ; il est habituellement altéré. Ce rhumatisant, quoique faible et sans vigueur, ni courage, est rarement alité et ne se passe d'aucune des jouissances ordinaires de la vie, dont il ne jouit cependant guère. S'il voit quelquefois son état s'améliorer, c'est, en général, après quelque secousse, ou morale ou physique, imprimée à l'économie.

Rhumatisme goutteux. Quand il s'est fixé depuis longtemps, et surtout d'une manière permanente, sur les articulations des membres, soit pelviens, soit thoraciques, et y a produit des lésions organiques, des engorgements péri-articulaires, des altérations intra-articulaires ; altéré les synoviales, vicié leurs produits, déformé les cartilages, ou bien, lorsque, abandonnant leur siége primitif, il s'est porté, comme cela arrive souvent, vers les organes digestifs, ce rhumatisme devient tributaire de nos Eaux.

Nous ne devons pas laisser ignorer à nos confrères que le traitement de ces deux affections présente de graves difficultés, et exige de sérieuses précautions.

MALADIES GÉNÉRALES.

ANÉMIE. — CHLOROSE. — CHLORO - ANÉMIE.

Anémie.

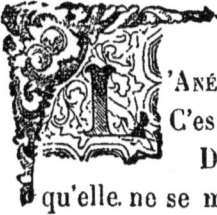

'ANÉMIE est la diminution des globules rouges du sang. C'est la véritable aglobulie (1).

Dans cette affection, toujours secondaire, (à part qu'elle ne se montre chez les ouvriers qui travaillent dans les mines et particulièrement dans les mines de houille), le sang est *appauvri*, moins *riche.*

---

(1) Les chimistes qui ont analysé le sang, ont trouvé dans un litre de ce liquide, à l'état normal, que le chiffre des globules oscillait entre 120 et 140 chez l'homme et entre 120 et 127 chez la femme. L'abaissement de ce nombre à 115 et même à 100 n'est pas incompatible avec l'état de santé, quoiqu'il se lie souvent à des troubles morbides, et particulièrement au commencement de la chlorose. C'est le chiffre de 80 qu'on doit regarder comme la limite où le *vice* du sang commence à être décidément morbide par lui-même. Le mal est plus grand encore si les globules tombent à 60 et à 50.

Les causes qui peuvent occasionner cet *appauvrissement*, cette *déglobulisation*, cette *déferrugination* du sang sont nombreuses. Voici les principales : hémorrhagies abondantes, longues, souvent répétées, abus des émissions sanguines, allaitement prolongé, nourriture mauvaise ou insuffisante, défaut d'insolation, d'aération, de mouvement, peines morales vives, concentrées, les chagrins profonds, les maladies graves et longues des organes de la digestion, de la reproduction, les convalescences longues et pénibles etc.

La décoloration de la peau et des muqueuses, un état général de faiblesse, de lassitude, d'affaissement, d'allanguissement marqué de toutes les fonctions de l'économie, sont les symptômes morbides qui caractérisent l'anémie.

D'après M. Becquerel, l'anémie est une aglobulie pure et simple, tandis que la chlorose, avec laquelle on peut la confondre, est essentiellement une névrose dans laquelle la diminution des globules rouges du sang, bien que très fréquente, n'est pas constante, ou tout au moins, ne constitue pas, comme dans l'anémie, le seul élément, toute le maladie. L'anémie est une affection de tous les âges, de tous les sexes ; la chlorose attaque de préférence les jeunes filles et les jeunes femmes (1) ; les symptômes nerveux sont fréquents dans la chlorose, ils sont exceptionnels dans l'anémie ; la chlorose se produit avec lenteur et persiste souvent avec tenacité ; l'anémie se fait presque toujours d'emblée et a une marche plus franche et plus décidée ; elle guérit souvent en peu de jours par cela seul que les anémiques portent en eux l'aptitude de la réconstitution, faculté qu'on ne trouve pas chez les chlorotiques. En effet, ce qui contribue à la persistance de la chlorose, c'est la dyspepsie qui l'accompagne et qui nuit singulièrement à la nutrition des malades, et empêche que le fer ne soit supporté.

C'est pour rester dans la vérité des faits et de l'observation que

(1) Les travaux des docteurs Blanc, Desormaux, Copland, Tanquerel, Desplanches, Ridolphi, Pétrequin, Lemaire, Bouillaud, Roger, Gilbert-Blanc, etc. etc. ne laissent aucun doute sur l'existence de la chlorose chez l'homme, dans l'enfance, dans l'adolescence, dans l'âge mûr et même dans la vieillesse. Cette maladie n'est donc pas une maladie exclusive à la jeune femme comme le prétend M. Becquerel.

nous venons de donner les signes différentiels de l'anémie et de la chlorose, bien que l'une et l'autre rentre dans la spécialité des eaux de Vals.

Chlorose. Chez les chlorotiques, la peau est d'une couleur blanchâtre, jaunâtre, verdâtre ; la conjonctive est d'une blancheur mêlée à une teinte transparente qui donne aux yeux de ces intéressantes malades une expression de langueur et de tristesse toute particulière ; le cœur bat tumultueusement ; il n'est pas même rare d'observer, à la suite d'émotions vives, des palpitations, des étouffements, des défaillances, des lipothymies ; les pulsations des carotides s'aperçoivent à distance et font entendre des bruits anormaux qu'on désigne sous les noms de soufflet, de diable, de bruits musicaux, toujours plus effrayants que dangereux : la menstruation est presque toujours profondément troublée ; les règles ne peuvent paraître, paraissent à peine, sont difficiles, douloureuses (si vives quelquefois qu'elles produisent des contractions utérines, des tranchées que les chlorotiques redoutent à l'égal d'un accouchement laborieux), se suppriment, reviennent d'une manière irrégulière pour cesser et ne plus reparaître ; les chlorotiques sont frileuses, engourdies et comme inanimées ; leur démarche est lente, pénible, par suite du relâchement, de l'atrophie des muscles de la vie de relation ; elles soupirent, pleurent involontairement et sans motifs; leur sommeil est nul ou troublé par de craintes chimériques pleines d'effroi ; elles éprouvent des étourdissements, des serrements de tête, des pertes de mémoire ; leur caractère est triste, volontaire, capricieux, inconstant, bizarre, susceptible, d'une irritabilité extrême ; il se modifie de façon à perdre toute sociabilité ; les peines légères de la vie s'élèvent souvent aux proportions d'un malheur ; constamment préoccupées de leur état elles tombent dans le découragement, la tristesse, la mélancolie; elles sont assiégées d'idées incohérentes ; elles se croient exposées à des dangers qui n'existent que dans leur imagination, et il n'est pas rare d'en rencontrer qui avouent avoir éprouvé des idées de suicide (1). C'est un long et douloureux martyre.

(1) Quelquefois la chlorose, à cause de son action sur le système nerveux et en particulier sur l'encéphale, fait de la vie un fardeau dont les malades cherchent à se débarrasser. (*Brière de Boismont*).

La chlorose ne se présente pas toujours avec cet effrayant cortège d'accidents. Quant elle s'offre à l'état de simplicité absolue, c'est-à-dire quand on n'observe que de la pâleur générale, quelque palpitations du cœur et des carotides, un état de langueur, un sentiment de lassitude, de fatigue, une grande répugnance au mouvement, quelques inégalités dans le caractère etc., nos Eaux sont merveilleusement utiles ; mais, malheureusement trop souvent la chlorose a perdu ce cachet de simplicité quand on se décide à consulter un médecin. Déjà l'appareil digestif des chlorotiques est le théâtre de troubles plus ou moins marqués. En effet, on peut observer chez les clorotiques la *diminution*, la *perte*, la *dépravation* de l'appétit. Dans ces cas, très communs, l'appareil digestif doit, avant tout solliciter l'attention du médecin. Cela est si vrai que Hoffmann, Gardien, Halmilton, Broussais et son école etc., et tout récemment M. Beau, frappés de la fréquence des troubles gastriques chez les chlorotiques, en ont fait le point de départ de la chlorose. C'est encore dans ces nombreuses circonstances que nos Eaux acidules gazeuses, bicarbonatées sodiques d'abord, puis les ferro-manganiques et les ferro-arsénicales peuvent rendre de grands services, en augmentant la faculté digestive, en rappelant à son état normal l'appétit perverti, en un mot en favorisant la *faculté d'assimiler*.

M. Roubaud a donc raison de dire que dans le traitement de la chlorose, la principale, la première indication à remplir consiste à faire manger et à faire digérer les malades. Ainsi, le premier effet à obtenir dans la médication hydro-minérale doit être, et est bien réellement, le réveil de l'appétit ; puis une fois la fonction digestive régularisée, l'assimilation et la nutrition s'accomplissent, et sous l'influence d'une radiation solaire, d'une alimentation prolongée, la reconstitution du fluide sanguin s'opère d'une manière favorable et souvent même d'une façon inattendue. Alors tous les accidents, que nous avons signalés, quelque variés, quelque multiples qu'ils soient guérissent ou s'amendent ; et les palpitations violentes qui inspiraient des craintes sérieuses cessent au grand contentement des malades qui se croyaient atteintes d'affections chroniques du cœur.

La chlorose existe encore sous l'influence d'une affection utérine et principalement de la difficulté des règles. Celles-ci sont précédées de douleurs violentes dans les reins, de coliques, de vomissements, de défaillances ; à cette époque l'utérus agit sympathiquement sur le cervau et y détermine des douleurs, des bourdonnements, des vertiges ; à son tour le cerveau excité réagit vivement sur l'utérus ; c'est un cercle vicieux qui jette les chlorotiques dans un état de surexcitabilité nerveuse des plus pénibles. On comprend qu'alors le traitement doit être complexe. Aussi, soit, comme.nous venons de le voir, que l'utérus éprouve une certaine difficulté à s'emparer des nouvelles fonctions qui vont bientôt dominer la vie de la femme, soit que plus tard, sous l'influence de causes particulières, ces mêmes fonctions viennent à être troublées, l'action immédiate de cette impuissance, de ce trouble, se fait sentir sur la portion du système nerveux ganglionaire, avec laquelle la vie utérine se trouve intimément liée, nos Eaux jouissent-elles encore d'une efficacité reremarquable, en rémédiant aux accidents auxquels ces affections peuvent donner lieu et même en guérissant ces mêmes affections presque toujours tributaires de nos Eaux, quand elles ne se compliquent pas d'une altération organique, auquel cas, nos Eaux sont contre-indiquées.

Quelques rares médecins, oublieux des signes stéthoscopiques si propres à faire cesser l'incertitude du praticien, dirigent à tort vers notre établissement thermal des chlorotiques menacés de phthisie pulmonaire, qui est une des plus fréquentes et des plus redoutables maladies auxquelles l'affection chlorotique puisse donner naissance. Il n'est malheureusement plus permis aujourd'hui de douter que la tuberculose latente ne prenne, sous l'influence de l'action de nos Eaux, un rapide essor, sans doute à cause de la modification que le fer apporte dans la composition du sang. Toutes les fois donc qu'on m'adressera des chlorotiques, ce ne sera qu'après un examen minutieux des organes thoraciques. Si l'exploration attentive de ces organes ne fait constater aucune lésion appréciable, on ne doit pas craindre de nous les envoyer, quand bien même ces malades éprouveraient des palpitations, de la toux, de la dyspnée, du dévoiement, des sueurs même.

Sous l'influence de nos Eaux ferro-manganiques et ferro-ar-sénicales, employées sous toutes les formes, j'ai vu bien des fois, des chlorotiques, des anémiques, qui semblaient dévorés par une fièvre lente, renaître à la vie comme par enchantement. Ainsi, le succès est presque certain si la chlorose ou la chloro-anémie sont survenues subitement, à la suite de grandes pertes sanguines, d'allaitements prolongés, d'une nourriture insuffisante ou mauvaise, etc. ; il l'est encore si ces affections déprimantes atteignent une jeune fille, surtout si la jeune malade n'a pas eu d'engorgements scrofuleux, si elle n'a jamais craché le sang, si elle ne procède pas de parents tuberculeux etc. Si au contraire *la chlorose* atteint une malade de 25 a 35 ans, il faut employer nos Eaux avec la plus grande circonspection, parce qu'à cette époque, comme le fait souvent observer M. Trousseau, dans ses leçons orales, cette maladie offre quelque chose d'incidieux. Si la chlorotique a craché du sang, si au bout de 10 à 12 jours je ne constate pas une amélioration marquée je la renvoie impitoyablement.

J'ai pu m'assurer, par des observations aussi nombreuses que concluantes, que nos Eaux ont contre les affections chloro-anémiques une efficacité qu'on pourrait appeler souveraine, n'était la difficulté grande de leur application. En effet, c'est tantôt à l'eau en boisson, aux bains, aux douches, aux lotions, aux affusions, aux immersions, tantôt aux injections, aux lavements, aux ablutions, aux frictions qu'ils faut avoir recours ; souvent même il faut employer simultanément, ou tour à tour presque tous ces procédés hydriatiques pour vaincre la résistance qu'opposent, d'une manière si opiniâtre, les accidents nombreux, toujours bizarres, quelquefois insaisissables auxquels donnent lieu les affections chloro-anémiques. Il est aujourd'hui pour moi reconnu que la douche, avec percussion énergique, est le moyen le plus puissant qu'on puisse employer contre les affections qui nous occupent. M. Fleury avoue qu'il préférerait renoncer à faire de l'hydrothérapie plutôt que de confier à des mains *mercenaires* et *vénales*, *inhabiles* et *inintelligentes* la direction de ce moyen qu'il regarde comme le plus énergique.

Je pense aussi qu'un médecin réellement digne de ce nom n'a pas
besoin de se voiler la face, de prendre une haire, de ceindre ses
reins d'un cilice pour doucher une femme, serait-elle mi-nue. Ici,
l'austère dignité de la véritable science doit couvrir de son égide
la chaste résignation de la véritable pudeur.

Après la douche, ce sont les frictions alcalines qui m'ont donné
les meilleurs résultats. En effet, qu'on réfléchisse un instant au
rôle important que joue la peau dans le développement des maladies et surtout dans les affections chloro-anémiques dans lesquelles
elle est constamment pâle, flasque, froide et comme inanimée ; que
l'on songe de quelle importance est pour la santé que cette large
surface remplisse ses fonctions convenablement, et l'on comprendra
quelle puissante modification on peut produire avec des frictions
stimulantes pratiquées deux fois par jour sur tout le corps.

Sous l'influence de ces deux seuls moyens, employés avec con-
stance, énergie et persévérance, les chloro-anémiques ne tardent
pas à se sentir plus alertes, plus vives, plus gaies, plus fortes et
surtout moins frileuses ; leur appétit renaît ; leur teint se colore ;
l'embonpoint se prononce : alors, une rénovation complète s'opère
dans toute l'économie avec une facilité qui tient quelquefois du
merveilleux.

Il est inutile, je pense, de faire observer que les autres moyens
hydriatiques sont souvent employés comme adjuvants.

A Vals, pas plus qu'ailleurs, le médecin ne doit oublier que le
*mouvement, le grand air, le soleil et l'espace, une bonne et solide
nourriture, d'agréables mais paisibles distractions, secondent merveilleusement la médication hydro-thérapeutique* ; il doit donc largement
user de ces moyens accessoires, dont tous les hydrologues ont reconnu et signalé l'utilité.

(Voir la page 59).

MALADIES DIATHÉSIQUES.

GOUTTE.

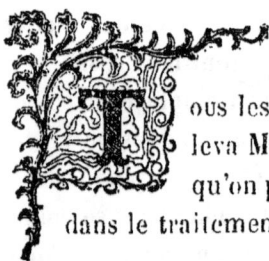

Tous les hydrologues se rappellent l'orage que souleva M. Ch. Petit quand il osa, le premier, assurer qu'on pouvait utilement employer les Eaux de Vichy dans le traitement de la goutte.

Le temps, l'expérience et l'observation semblaient donner raison à l'heureuse et intelligente initiative du Bordeu de l'Allier, quand, tout récemment, M. le professeur Trousseau, dans une leçon, retentissante comme un coup de tonnerre, fit de cet orage, dont à peine on entendait les derniers et lointains échos, un véritable ouragan. S'il fallait s'en rapporter à l'éminent professeur, il *n'existerait pas dans le monde une médication plus dangereuse que celle qui consiste à ordonner aux goutteux les eaux si fortement alcalines de Vals, de Vichy, de Carlsbat etc. M. Trousseau aurait vu pour sa part plus de 500 goutteux ayant été à Vichy et s'en étant horriblement trouvés.*

M. Trousseau aurait vu, non pas 500, mais 1,000 goutteux qui auraient pris les eaux des trois stations thermales qu'il anathématise sans pitié, *auxquels on les auraient ordonnées inconsidérément, ou qui les auraient prises sottement,* que des faits, aussi nombreux que concluants, viendraient lui donner tort de la manière la plus brutale.

Dans deux lettres pleines de déférence et de savoir, M. Durand-Fardel fit prompte et bonne justice de l'ostracisme du célèbre médecin de l'Hôtel-Dieu. Nous n'avons donc pas à y revenir.

Première question. — Peut-on avoir recours au traitement thermal pendant la période d'acuité de la goutte ?

A part M. Ch. Petit qui déclare formellement que dans l'application des eaux de Vichy au traitement de la goutte, il ne s'est jamais préoccupé des *accès*, qui n'étaient à ses yeux que des symptômes plus ou moins prononcés de cette diathèse, les hydrologues assurent que l'emploi de toute eau minérale est complétement contreindiqué du moment que la goutte se trouve dans ses périodes aiguës, et pensent qu'il ne faut employer le traitement hydrominéral qu'à une époque aussi éloignée que possible des *accès passés et futurs et jamais pendant les accès.* Malheureusement là s'arrête cette touchante et trop rare unanimité.

Seconde question. — Peut-on guérir la goutte ?

Quelques médecins hydrologues, M. Ch. Petit lui-même, qui avaient répondu affirmativement à cette question n'ont pas tardé à reconnaître que ce qu'ils avaient pris pour la vérité n'était qu'une illusion, et qu'ils avaient embrassé la *nue pour Junon.*

Eloigner les accès ; les amoindrir ; obtenir la diminution du gonflement, de la tension des articulations ; assouplir leur jeu ; empêcher la formation de nouvelles concrétions, et partant jeter un peu de baume sur d'atroces souffrances ; tels sont les résultats incontestablement obtenus ; telle est aussi, dans l'état actuel de la science, la portée, non pas curative, mais franchement palliative des Eaux de Vals dans le traitement d'une maladie qui constitue, à la longue, une des infirmités les plus cruelles, dont l'homme puisse être atteint. On ne peut, on ne doit pas lui demander davantage.

Troisième question. — La goutte, à quel degré que se présentent les protéiformes manifestations de cette diathèse, peut-elle trouver dans l'emploi sagement combiné des Eaux de Vals, un égal avantage ?

Évidemment non. Ainsi, pendant que M. Prunelle déclarait impuissantes et même nuisibles les Eaux de Vichy dans le traitement de la goutte, dont les symptômes et les accès sont franchement *imflammatoires*, MM. James et Durand-Fardel pensent, assurent même que les eaux alcalines (Vals, Carlsbat, Vichy etc.) produisent dans la goutte, dont les accès sont vifs et aigüs, un soulagement *voisin de la guérison.*

La goutte, qu'elle soit aiguë, régulière ou sthénique ; qu'elle soit aiguë asthénique ou irrégulière ; qu'elle soit chronique asthénique, trouvera dans l'emploi sagement dirigé de nos Eaux un moyen palliatif incontestable, à la condition expresse que les urines de ceux qui en seront atteints seront franchement acides ou qu'elles laisseront déposer, par le refroidissement, un sédiment rougeâtre, quelquefois même de petits graviers formés d'acide urique. Au contraire quand les urines sont blanchâtres, laiteuses, louches, boueuses, qu'elles répandent au loin une odeur ammoniacale prononcée, qu'elles laissent déposer par le refroidissement un sédiment blanchâtre que nous avons dit être de phosphate de chaux ou de phosphate ammoniaco-magnésien, d'oxalate de chaux etc., nos Eaux, loin d'être utiles, m'ont presque toujours paru contraires : souvent, j'ai été obligé d'en suspendre l'emploi, et souvent même les malades s'en sont, selon les expressions de M. Trousseau, *horriblement trouvés.*

Qu'on ne s'y méprenne pas, je ne donne pas cette distinction comme la *vraie* ; je la donne, parce qu'elle ma paru *pratique* dans la généralité des cas. Je supplie humblement les princes de la science de l'examiner avec attention, et de ne pas s'empresser, dans un article de journal, ou du haut d'une chaire, d'écraser, de tout le poids de leur dédain, un pauvre pionnier de la pratique médicale qui n'a d'autre prétention que celle d'être utile.

MM. Magendie, Trousseau et Pidoux, et avant eux Cullen, avaient signalé l'abus des alcalins. Ces auteurs prétendaient qu'ils *fluidifiaient* le sang et entretenaient la *dissolution* de ce liquide. Le fait est vrai ; quand surtout on les emploie seuls ou à haute dose, ou qu'on en continue l'usage pendant longtemps chez des malades déjà débilités ; il l'est encore surtout chez les goutteux qui abusent de ce moyen. Mais la *fluidification*, la *dissolution* du sang est-elle à

craindre quand on emploie l'eau alcaline gazeuse et ferro-manganique de la Camuse ou de la Chloé, &ᵃ. ou l'eau ferro-arsénicale de la
Dominique qui n'est nullement alcaline ? Non : évidemment non.
Voici d'ailleurs sur cette importante question la manière de voir
des hydrologues qui jouissent d'une réputation bien méritée.

« Sans vouloir, dit M. Durand-Fardel, nier absolument qu'un
usage *abusif* et indéfiniment prolongé des alcalins puisse arriver
à produire chez certains individus des effets de ce genre, j'ai expli-
qué comment l'élimination incessante des alcalins par l'urine pouvait contribuer à préserver l'économie d'une *saturation certainement* impossible, mais encore une fois, il s'agit ici d'excès thérapeutiques poussés jusqu'à leur dernière limite, et nullement de
l'usage rationnel d'un traitement dont les effets sont diamétralement
opposés à ceux en question. »

« MM. Trousseau et Pidoux assurent que l'abus des alcalis
entraîne plus de dangers que l'abus de l'iode etc., nous croyons que
ces auteurs sont dans la vérité : mais cette comparaison est-elle
juste ? Est-il permis de comparer l'abus des alcalis avec l'usage des
eaux minérales ? — Ici l'observation médicale se révolte contre
les paradoxes de l'iatro- chimisme exclusif. »

(Pétrequin et Socquet)

Nos conclusions seront celles du remarquable rapport fait, en
1840, par MM. Guénau de Mussy, Delens, et Pâtissier rapporteur.
« Les Eaux de Vals ont la même puissance curative que la goutte
soit héréditaire ou acquise... Il paraît que la goutte coexistant avec
la gravelle est atténuée plus facilement... Le pouvoir médicinal
des Eaux de Vals diffère peu dans la goutte ancienne ou récente...
Chez tous les malades la santé générale s'est améliorée malgré la
disparition ou la diminution de leur goutte ; 70 sur 80 n'ont éprouvé
aucun accident consécutif. — Quant aux accidents, de quelle manière
qu'on les envisage, ils démontrent que les Eaux de Vals sont un
remède actif qu'il faut administrer avec modération et discernement.
— L'œdème qu'on remarque aux pieds, aux jambes, quelquefois
au genoux depuis l'emploi des Eaux de Vals à disparu chez eux...
La contracture qui consiste dans une rigidité des muscles et des

tendons sur lesquels a séjourné plus ou moins longtemps l'irritation goutteuse peut céder aux Eaux de Vals quand elle est récente ou d'un faible degré. — Les ankiloses incomplètes qui existaient chez dix goutteux ont disparu ou diminué chez huit. Quand aux nodosités ou tumeurs tophacées, elles ont disparu ou diminué chez quelques goutteux. Mais en général les Eaux de Vals n'ont qu'un pouvoir très limité pour faire disparaître les altérations que la goutte chronique occasionne sur les articulations — l'Eau de Vals réussit mieux contre la goutte articulaire que contre les autres formes. »

Si la goutte chronique est franche, dit M. Roubaud, avec ou sans manifestations douloureuses, si surtout l'état dyspepsique se montre ainsi que la gravelle, toutes les préférences seront données à la boisson et l'on n'accordera qu'un rôle secondaire à l'usage externe de l'eau. Mais si l'affaiblissement général est prononcé, si l'anémie prédomine et si les fonctions de la peau ou du système nerveux sont languissantes, il faut, sans négliger la boisson, accorder une attention plus grande aux pratiques hydrothérapiques. Les bains et les douches sont les deux formes les plus convenables, et la préférence qu'il faut accorder à l'une ou à l'autre est décidée par la prédominance de tel ou tel phénomène. En cette occurence, plus qu'en toute autre peut-être, le meilleur juge est le tact du médecin. (voir la page 47)

CONTRE - INDICATIONS.

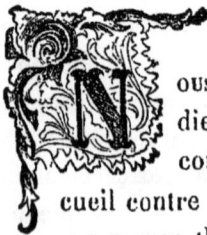

Nous avons parcouru presque tout le cadre des maladies chroniques sous-diaphragmatiques. Plus d'un confrère nous reprochera de n'avoir pas su éviter l'écueil contre lequel vont échouer les auteurs qui écrivent sur un moyen thérapeutique, et d'avoir fait des Eaux de Vals un remède universel. C'est qu'effectivement, dit M. Stœber, plus on étudie un moyen, plus on apprend à le manier, et plus aussi on se persuade que dans les maladies, quelquefois les plus diverses, il peut se trouver des circonstances analogues qui réclament la même médication. Il s'agit alors de bien poser les indications et les contre-indications et non de se laisser guider par le nom de la maladie.

Il est aujourd'hui reconnu qu'il faut s'abstenir de nos Eaux dans toutes les affections à forme aiguë. C'est lorsqu'elles sont *franchement chroniques*, et qu'il n'existe qu'une altération des fonctions ou une *viciation* dans leur accomplissement qu'on peut utilement les employer. D'après ces principes nos Eaux ne conviennent même pas dans les maladies chroniques accompagnées de fièvre ou bien compliquées d'un travail de dégénérescence quelconque. Leurs propriétés excitantes ne sauraient alors qu'augmenter la fièvre, hâter les progrès du mal et précipiter les malades vers une mort plus rapide.

L'expérience et l'observation ont prouvé, depuis bientôt trois siècles, que nos Eaux sont contraires aux affections du cœur, du poumon, du cerveau ; qu'elles conviennent rarement aux personnes pléthoriques et d'une constitution très-irritable.

Il ne faudrait cependant pas priver des bénéfices des Eaux de Vals les malades atteints d'affections gastriques, biliaires, graveleuses ou génito-urinaires, parce que ces malades se trouveraient sous l'influence d'une migraine, d'une bronchite ou de quelques palpitations nerveuses etc. Nos réserves s'adressent aux affections organiques graves des organes thoraciques et encéphaliques dont la présence menace plus ou moins prochainement la vie des malades, et dont le terme fatal pourrait, comme nous l'avons déjà observé, être précipité ou assuré par l'usage intempestif de nos Eaux.

ACCIDENTS.

Quand nos Eaux ne passent pas ou passent difficilement, ce qu'on reconnaît aux signes suivants : lassitudes spontanées, malaise général, sécheresse et chaleur de la peau, langue rouge ou pâteuse, nausées, vomissements, ballonnement du ventre, coliques avec constipation ou diarrhée, il faut diminuer la dose de l'eau en boisson si ces symptômes sont légers, ou faire cesser le traitement s'ils persistent ou s'ils s'aggravent. Dans ce cas, on met le malade à la diète ; on lui fait prendre des boissons adoucissantes et calmantes ; quelquefois même il faut recourir à des moyens énergiques, comme la saignée, les sangsues etc.

Quand un sentiment de froid se fait sentir à la région de l'estomac, on couvre cette partie de linges chauds ; on donne des infusions de tilleul, de thé, dans lesquelles on peut ajouter une cuillerée de rhum ou menthe. Cet accident est généralement peu grave. D'autres fois les eaux produisent une sorte d'ivresse chez les femmes douées d'une grande impressionnabilité, ou pendant les grandes chaleurs. Cet effet de l'acide carbonique se dissipe vite et ne constitue pas le moindre danger.

MODE D'ADMINISTRATION DES EAUX.

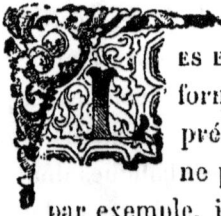

LES EAUX de Vals sont administrées sous toutes les formes ; avantage qui offre au médecin des ressources précieuses, et lui permet d'agir dans les cas où, s'il ne pouvait appliquer l'eau qu'en bain et en boisson, par exemple, il se verrait réduit à l'inaction, ou n'obtiendrait que des insuccès. On fait, à Vals, usage de l'eau en boisson, en bains, douches, injections, lavements, affusions, lotions, frictions etc.. Nous allons étudier rapidement chacun de ces modes d'administration.

Boisson. Le matin est le moment le plus favorable pour prendre l'eau minérale à l'intérieur. A cette époque de la journée, l'estomac, complétement débarrassé des aliments, peut en éprouver une influence plus immédiate, et par conséquent plus active; en même temps que l'absorption s'y opère plus rapidement, et sans que l'eau minérale ait eu le temps d'être altérée; toutes circonstances très-favorables à son action thérapeutique.

Doses. L'eau de Vals se prend à la dose de 4 à 10 verres par jour, en moyenne. On fait toujours sagement de commencer par de petites doses, et d'augmenter progressivement, afin de ne pas agir brusquement sur les voies digestives, souvent empêchées. Il convient de ne pas boire coup sur coup une grande quantité d'eau ; elle pourrait surcharger l'estomac ou produire le dégoût. Pour éviter ces inconvénients, on met un intervalle de 15 à 30 minutes entre chaque verre ; intervalle qu'on doit remplir, autant que faire se peut, par une petite promenade. (1).

Vers les deux heures après midi, alors que la digestion est terminée, on va boire quelques verres d'eau, en ayant soin de mettre entre le dernier verre et le dîner un intervalle de demi heure au moins.

Mélange. Les malades à fibre molle, peu ou point irritables, et dont l'estomac n'est pas sous l'influence d'une grave affection peuvent sans inconvénient prendre nos eaux pures, même dès le début du traitement. Chez les enfants, chez les personnes très-irritables, excessivement nerveuses, chez les malades dont les organes digestifs sont doués d'une grande susceptibilité ou atteints d'une affection irritative prononcée, il faut couper, dans des proportions convenables, l'eau avec le lait, le sucre, un sirop approprié, le bouillon de poulet, de veau etc., au goût des malades, afin d'en amortir ou diminuer l'activité..

Action de l'eau en boisson. L'eau de Vals en boisson, lorsqu'elle est facilement digérée, ne tarde pas à se mettre en rapport, au moyen de l'absorption et de la circulation avec tous les organes et principalement avec le foie, le pancréas, la rate, les reins, la vessie, la peau etc., et à provoquer sur ces organes un surcroit d'activité qui augmente leurs fonctions ; elle tonifie l'estomac et augmente les

---

(1) « On est dans l'habitude, auprès des thermes Allemands, de marcher religieusement pendant un certain temps après avoir bu l'eau minérale. Si la manière superstitieuse dont cette pratique s'accomplit là-bas offre quelque chose d'un peu puéril, *elle est certainement trop négligée en France* où pour certains détails de pratique, on se montre peut être un peu trop esprit fort. »   (*Durand Fardel*).

fonctions digestives; elle fait couler la bile qu'elle fluidifie; elle
émulsionne la graisse et la rend plus absorbante aux vaisseaux lac-
tés; elle rétablit la transpiration; elle donne à la peau une souplesse
qu'elle avait perdue; elle a une action spéciale sur les organes de
la génération dont elle régularise les fonctions etc. etc..

Bains. Les effets des bains varient considérablement 1° selon la
température qu'on leur donne; ces variations sont même tellement
importantes que nous ne craignons pas de regarder les bains froids,
tièdes et chauds comme trois médicaments différents, ayant jusqu'à
un certain point des actions physiologiques et des résultats thérapeutiques différents; 2° Par leur durée; 3° Par le mélange de l'eau
minérale. C'est au médecin, au médecin seul, à apprécier l'opportunité de toutes ces indications; lui seul peut et doit déterminer la
durée et la température du bain. Ceci me paraît rigoureusement
vrai. En effet, et nous venons de le dire, un bain pris trop froid ou
trop chaud fait varier singulièrement l'effet qu'il doit produire.

Les bains sont 1° froids ou frais; 2° tièdes ou tempérés; 3° chauds
ou très-chauds.

Bains froids ou frais. Ces bains sont rarement, trop rarement
même, employés dans notre établissement thermal. En effet, ces
bains sagement combinés avec les bains chauds, à la manière russe
ou orientale, pourraient être d'une grande utilité dans une foule
d'affections nerveuses. Le contraste de la température qui résulterait de leur emploi alternatif ne ferait que donner plus de puissance
à l'action perturbatrice du bain froid.

Avant de donner ces bains, dont la température ne s'élève pas à
30°, il est prudent de s'assurer que le malade conserve encore assez
de force pour que la réaction puisse avoir lieu convenablement;
car, si elle ne se faisait pas, ou qu'elle se fit longtemps attendre,
elle pourrait amener des concentrations morbides sur les principaux organes.

Plus un bain est froid, moins longue doit être sa durée. Quelques
minutes suffisent quand la température de l'eau est au-dessous de
18°. Depuis 18° jusqu'à 30°, le malade pourra rester au bain 15,
20, 30 minutes. On ne peut d'ailleurs établir de règle bien fixe. Ces

bains ne doivent être pris que sur les conseils d'un médecin qui doit lui-même en surveiller l'administration.

Bain tiède ou tempéré. On paraît s'accorder aujourd'hui à donner le nom de bain tiède ou de bain tempéré, au bain, dont la température varie de 30° à 36°.

C'est le bain dont on use généralement à Vals.

« Ces bains, d'après M. Kuln, produisent un sentiment de bien-être général et une sorte de détente qui se propage sympathiquement de la surface cutanée aux parties internes ; ils ont pour effet d'équilibrer, de régulariser l'action nerveuse, et de répartir d'une manière égale et uniforme l'activité vitale dans tout l'organisme. Aussi sont-ils sédatifs ou modérateurs par excellence et doués de la propriété de donner plus de facilité, plus d'aisance au jeu des fonctions. S'il existe dans l'économie un travail fluxionnaire ou d'excitation, ni trop ancien, ni trop intense, ils l'éparpillent en quelque sorte entre tous les sécréteurs et sur toute la périphérie, et parviennent ainsi à dissiper des mouvements congestionnels fixés sur un point plus ou moins circonscrit ; ainsi s'explique le bien-être qu'ils produisent à la suite des grandes fatigues. »

Ce qui caractérise ces sortes de bains, c'est qu'ils ne provoquent point de réaction ; s'ils ramènent l'équilibre, c'est sans secousse ; s'ils calment, c'est uniquement parce qu'ils rétablissent l'harmonie, en faisant cesser les causes du trouble et d'excitation. »

Voici les phénomènes généraux que j'ai observés sur les malades de tout âge, de tout sexe, de tout tempérament qui usent de ce bain. Sentiment général de bien-être, douce et agréable chaleur, d'abord sur toute la périphérie du corps. puis se communiquant à l'intérieur, diminution, ralentissement des battements du cœur, calme, quiétude, propension au sommeil, activité remarquable dans l'absorption cutanée et la sécrétion rénale ; la peau devient peu à peu le siége d'un spasme léger ; elle s'épanouit, réagit faiblement. Tout cela a lieu lentement, pas à pas, pour ainsi dire, sans tumulte, sans secousse.

La durée du bain tiède ou tempéré est de 40 à 60 minutes.

Bains chauds ou très-chauds. Ces bains, dit M. Kuln, ont pour effet d'augmenter l'activité du système vasculaire, d'accélérer la circulation, et d'appeler vers la peau et la muqueuse aérienne un mouvement sécrétoire plus ou moins considérable. Ils provoquent un mouvement centrifuge, tout comme les bains frais déterminent un mouvement centripède. Mais, par cela même qu'ils accélèrent la circulation et qu'ils déterminent un transport fluxionnaire vers la péréphérie, ces bains communiquent un surcroît d'activité, une certaine secousse aux fonctions de la vie organique ; ils sollicitent le travail des absorbants intérieurs et favorisent ou déterminent, par le mouvement éliminatoire, le départ des principes morbifiques ou la résolution d'engorgements viscéraux.

Ce qui les caractérise par conséquent, c'est leur qualité stimulante et leur aptitude à provoquer dans la sphère organique un travail éliminatoire dépuratif et résolutif. »

Voici les phénomènes généraux que développe le bain : la peau s'épanouit largement ; le cœur se contracte avec rapidité ; les artères carotides et temporales battent avec force ; les yeux s'injectent ; la face se colore, se couvre d'une abondante sueur ; le baigneur éprouve de l'anxiété, des lourdeurs de tête insupportables, etc.. Il est alors prudent de sortir du bain, ou de recourir aux applications d'eau froide sur le front ; car, si l'on était disposé aux congestions cérébrales ou pulmonaires, on serait exposé à quelque accident fâcheux du côté de ces organes.

J'emploie les bains chauds chez les individus mous, lymphatiques et chez tous les malades, alors qu'il faut produire une action rapide et comme tumultueuse, pour attaquer victorieusement les affections graves, anciennes, opiniâtres et comme irrémédiables.

L'effet de ces bains, dans notre station thermale, est de produire une vive et prompte excitation de la peau, afin d'établir sur cette enveloppe une dérivation éminemment favorable aux congestions des organes internes malades ; de mettre en jeu les nombreuses sympathies de tout l'organisme qu'ils ébranlent par leur puissante surexcitation. C'est, dit M. Bertrand, un immense vésicatoire appliqué sur tout le dehors, peu actif sur chaque point pris isolément, mais puissant néanmoins en raison de sa grande étendue.

Il faut user du bain chaud avec précaution et modération, et ne jamais oublier que les sueurs, par trop abondantes et par trop prolongées, peuvent jeter le baigneur dans un état de faiblesse ou d'excitation tel qu'on est obligé de suspendre définitivement le traitement, ou tout au moins pour quelques jours; inconvénient également fâcheux. Il est donc infiniment préférable de rester un peu en deçà du but que de le dépasser.

On doit généralement préparer aux bains chauds par des bains tempérés. Il est même prudent de les alterner avec les bains *domestiques*, qui, en diminuant la trop vive excitation produite par les bains chauds, ramènent l'économie à cet état de calme indispensable après une trop forte excitation.

« Ces sortes de bains ne sauraient convenir aux enfants, aux femmes, aux vieillards. »   (*Nièpce*).

Il est d'observation que les hommes sanguins et nerveux supportent moins bien les bains chauds, que les bilieux et les lymphatiques.

Mélange de l'eau. L'eau alcaline de Vals a besoin d'être mélangée. Seul le médecin peut dire dans quelle proportion. On comprend facilement que cette proportion doit varier suivant les tempéraments, les âges, les sexes, les impressionnabilités, les idiosyncrasies, etc.. En effet, chez les femmes délicates, dont la peau blanche, fine, veloutée, jouit d'une grande excitabilité, à cause de la délicatesse même de cet organe, l'eau doit être mitigée dans de plus grandes proportions que s'il s'agissait d'un homme fort et vigoureux dont le système cutané, dense, rude, est réfractaire aux excitations extérieures.

Nombre des bains. Le nombre des bains à prendre est très-variable, et doit être fixé par le médecin ; en général il varie de 10 à 20 selon la maladie ou les effets qu'ils produisent.

Quand, dit M. Dubois, après avoir éprouvé du bien-être, on arrive à ressentir de la fatigue, une perte de forces, il faut les cesser. Comme tous les médicaments toniques, les bains minéraux peuvent dépasser un certain degré d'efficacité sans produire des effets contraires; il faut donc s'arrêter à propos.

Généralement on prend un bain tous les jours. Quelques malades pour abréger la durée de la cure, ou croyant obtenir de meilleurs résultats, obtiennent presque toujours à l'insu, et même contre l'avis du médecin, de se baigner deux fois dans la journée. Les avantages qu'on se promet ne sont pas une compensation des inconvénients qui peuvent en résulter ; nous n'engagerons pas à adopter cet usage. Un bain tous les jours n'est pas déjà sans inconvénient pour beaucoup de malades ; je les engage souvent à n'en prendre qu'un tous les deux jours, ou à prendre un jour de repos sur trois. Je me suis toujours trouvé très-bien de cette méthode ; mais il est difficile de faire comprendre aux malades que les affections chroniques ont besoin d'être traitées lentement, et qu'il y a plus de mal à attendre que de bien à espérer, en voulant précipiter la cure. Les vingt et un jours sacramentels sont toujours là pour nous faire obstacle, et tous les raisonnements viennent échouer contre l'usage et la routine.

Conclusion. D'après ce que nous venons d'exposer, il faut conclure que la température, la durée, le nombre des bains doit être relatif à l'âge, au sexe, au tempérament, à la constitution, au genre de maladie, à la manière de vivre et surtout à la susceptibilité individuelle.

Douches. La douche consiste en une colonne d'eau d'un volume plus ou moins considérable, d'une température plus ou moins élevée qu'on dirige sur telle ou telle partie du corps. Les douches sont de plusieurs espèces : elles sont *descendantes, ascendantes, latérales,* (1) leur effet est d'autant plus favorable qu'on peut, à volonté, graduer le degré de la température de l'eau, ainsi que la force du choc qu'elle doit produire.

La force des douches est en raison de l'élévation des réservoirs, de la plus au moins grande quantité d'eau qui s'écoule dans un temps donné et de la nature des ajustages placés à l'extrémité des tuyaux.

Les tuyaux des douches de notre Établissement thermal sont, dans leur moitié supérieure, en plomb, et dans leur moitié inférieure en caoutchouc. L'extrémité du tuyau en caoutchouc est munie d'un robinet au moyen duquel on modère à volonté la force de projection ; elle est aussi disposée de manière à recevoir des pis-

[1] Il existe encore une douche dite *Écossaise* qui forme une classe à part.

tons de calibre divers, soit des pommes d'arrosoirs de toute dimension. Par ces divers moyens on peut, à volonté, produire l'effet d'une pluie douce, d'une espèce de fomentation, ou bien celui d'une flagellation plus ou moins vive et d'un choc plus ou moins violent. Les tuyaux en caoutchouc, longs et flexibles, permettent d'administrer les douches sur toutes les parties du corps et dans toutes les directions.

Jusqu'à ce jour notre Établissement n'a pas eu de douche Écossaise. Nous avons donc été privé de l'immense avantage d'administrer l'eau minérale froide, chaude, tempérée ou alternativement et presque instantanément chaude et froide. Tout nous fait espérer que notre station thermale sera pourvue, en 1862, d'un système complet de douches.

Le mode d'action de la douche est tantôt l'excitation directe, tantôt la révulsion ; sa puissance est en raison de son volume, de sa température, de la force de percussion déterminée par la hauteur de la chute.

« Tous les auteurs admettent une douche résolutive et une douche révulsive. La douche résolutive a pour objet d'aider la résolution d'un engorgement ou d'un travail morbide quelconque, en développant un surcroît d'activité dans l'organe malade ou dans les tissus environnants. La douche révulsive répond à des indications variables suivant surtout la région où on l'adresse : sur les extrémités refroidies pour y rappeler la chaleur et la circulation ; sur la région rachidienne pour stimuler le système nerveux ; sur les membres pour ramener la tonicité ; sur la surface cutanée ranimer les fonctions de la peau. (Durand-Fardel).

La douche descendante, la douche latérale qu'on emploie le plus fréquemment, s'administre en colonne ou en arrosoir ; tantôt sur le corps, tantôt au niveau de l'organe malade, tantôt sur un point éloigné du siége de la maladie. Il y a donc des douches générales et des douches locales. Les douches générales peuvent et doivent s'administrer non seulement dans les affections totius substanciœ, mais encore dans le traitement des maladies locales. Les douches locales sont un excellent moyen d'obtenir la résolution des engorgements atoniques, des tumeurs indolentes etc. etc., mais il ne faut pas se le dissimuler, elles ont aussi leur mauvais côté, car elles provoquent ou peuvent provoquer l'état aigu, et amener une inflammation dans une affection chronique depuis longtemps stationnaire et sans gravité.

La douche ascendante est, d'après M. Durand-Fardel, un mode d'administration des eaux minérales accessoire, mais important.

Les douches ascendantes sont, comme les autres, résolutives ou directes, révulsives ou indirectes. On doit les distinguer, suivant leur siége, en : rectales et vaginales, ou internes : anales, périnéales vulvaires, ou externes.

Les douches rectales sont directes ou résolutives quand on les emploie pour combattre la constipation, les engorgements utérins ou prostatiques; indirectes ou révulsives quand c'est pour développer les vaisseaux hémorroïdaux, pour combattre la vénosité abdominale, etc. etc.

Les douches vaginales seront employées pour combattre les engorgements de l'utérus, la leucorrhée; pour rappeler ou développer les règles. Cette douche ne doit être employée qu'avec les plus grandes précautions; elle exige une extrême surveillance.

D'après M. Nièpce, il faut graduer la douche sous le rapport de la température comme sous celui de la force d'impulsion, afin que le malade n'en soit pas dès l'abord douloureusement impressionné, et qu'il s'habitue peu à peu, avec tout le degré convenable à sa force physique, à l'irritabilité plus ou moins grande de la constitution et de la nature de sa maladie.

La durée des douches doit être de 15 à 20 minutes. Les douches trop prolongées peuvent amener une excitation générale telle que bien souvent on est obligé de suspendre le traitement thermal pour quelques jours; inconvénient qu'il faut éviter autant que faire se peut. Il est donc prudent, l'expérience le démontre, de ne point dépasser le terme moyen indiqué, lors même que la douche est successivement dirigée sur les parties éloignées les unes des autres, puisque, en définitive, c'est toujours la même somme de stimulation portée sur le même ensemble organique. Au reste, les douches administrées avec précaution constituent, d'après M. Bertrand fils, un des moyens les plus énergiques de l'art contre une foule d'affections locales : prises sur toute la surface du corps, elles sont un sudorifique plus puissant que les bains. La percussion et l'ébranlement qu'elles occasionnent se propagent dans les profondeurs des tissus, en changent le mode de vitalité, y réveillent une activité nouvelle qui se transmet aux organes internes, et suscite en eux des réactions favorables. Toutes les fois que dans un point quelconque on veut augmenter l'action vitale ou faire passer une inflammation chronique à l'état aigu, on est certain d'obtenir cet effet en faisant frapper la douche sur cette partie.

« Dirigés sur les lombes, l'hypogastre, les cuisses, le périnée, la douche est un moyen des plus puissants pour rétablir soit le flux menstruel, soit le flux hemorrhoïdal. »

(Pâtissier et Bourton-Charlard).

Il convient de prendre la douche avant le bain ; car, en sortant du bain, il est dangereux de s'exposer à découvert au contact de l'air : ordinairement, pour ne pas dire toujours, je fais prendre le bain le matin et la douche le soir, ou *vice versa.*

Injections. Il ne peut être ici question que des injections vaginales, urètrales et vésicales. On emploie avantageusement les premières dans presque toutes les affections du vagin et de la matrice qui sont tributaires de nos Eaux. Je fais pratiquer ces injections dans le bain et avec l'eau du bain. Elles doivent être faites vers la fin du bain, avec la plus grande précaution, au moyen d'une seringue munie d'une canule douce et flexible, jamais métallique. Je n'emploie les injections urètrales que dans les blennorrhées et dans les prostatorrhées, et les injections vésicales dans le catarrhe de la vessie. Dans ce dernier cas, j'emploie ordinairement une sonde à double courant.

Lavements. « L'eau minérale prise en lavement et conservée dans le corps constitue un véritable bain interne ; elle est aux intestins ce que l'eau en boisson est à l'estomac, ayant non seulement alors une action locale, mais une action générale, par suite de son absorption, laquelle est très-active en ce point, à cause de la présence d'un grand nombre de vaisseaux absorbants. — Les circonstances dans lesquelles les eaux ainsi employées ont été utiles sont : les constipations opiniâtres avec paresse des intestins, les engorgements du foie, des ovaires de la matrice. »   (Barthez)

Cette manière d'administrer l'eau de Vals m'a donné, dans de nombreuses circonstances, des résultats remarquables de guérison ; elle m'a permis, en outre, de pouvoir diminuer et même de remplacer celle qui aurait été prise par l'estomac, toutes les fois que l'irritabilité de cet organe mettait le malade dans l'impossibilité de profiter du bénéfice de la saison thermale.

Affusion. On donne le nom d'affusion au procédé hydrothérapique qui consiste à laisser tomber sur une partie ou sur la totalité du corps, à quelques centimètres de hauteur, rapidement et en nappe, une assez grande quantité d'eau minérale d'une température généralement peu élevée.

Immersions. Ce moyen, avant moi inusité à Vals, consiste à faire, coup sur coup, dans une baignoire, à moitié pleine d'eau, plusieurs plongeons de tout le corps en s'affaissant sur soi. Ces plongeons qu'on répète autant de fois que le malade a de force pour les supporter, doivent s'effectuer dans une eau à la température de 20 à 25°, puis on frotte et on essuie le malade avec des linges chauds : après quoi il se livre à un exercice aussi prolongé que possible.

Lotions. — Frictions. Par ces deux moyens hydrothérapiques, la peau, débarrassée de ses écailles épidermiques et des débris de sécrétion qui s'y accumulent, retrouve sa souplesse et son onctueux ; et les vaisseaux absorbants, après avoir reçu une excitation particulière, recouvrent généralement, sous l'influence de ces deux moyens, l'activité d'action que leur avait fait perdre de longues et pénibles maladies. Ce sont deux puissants moyens qui me sont d'un grand secours dans les circonstances, malheureusement très-nombreuses, où les malades pour des raisons quelconques, ne peuvent prendre des bains ou des douches. Ces deux moyens ne me paraissent pas jouer encore, parmi les procédés hydrothérapeutiques, le rôle important que leur réservé un prochain avenir. Je signale leur

activité et leur puissance et appelle l'attention de tous les balnéo-
logues sur le parti à tirer de ces deux moyens accessoires.

Massage. Ce moyen employé par tous les peuples, dès la plus
haute antiquité, n'est pas et n'a jamais été mis en usage, que je
sache, dans notre station thermale. Ce puissant moyen a besoin
pour être appliqué d'une étude spéciale. Nous n'avons pas, nous
n'aurons probablement pas de *masseurs* de longtemps. En attendant cette importante amélioration, je fais pratiquer, par les malades eux-mêmes, le massage dans le bain ; tout incomplet qu'il
est, ce moyen me réussit quelquefois..

SAISON DES EAUX.

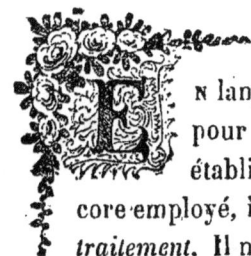

E n langage hydrologique, le mot saison est employé
pour désigner le *temps*, l'*époque* pendant lesquels un
établissement thermal reçoit des malades ; il est encore employé, incorrectement, comme synonyme de *cure* ou de
traitement. Il ne sera ici question que de l'*époque* à laquelle
il faut prendre nos Eaux.

Autrefois on prenait les Eaux de Vals en *toute saison*. M. A. Fabre
écrivait, en 1657, « Quoique l'été semble la moins propre et la
moins commode saison de l'année pour se purger, je pense qu'elle
est la plus favorable et la plus utile pour la *prinse* des eaux de Vals.
— Je ne prétends pourtant pas de rebuter par ce discours ceux qui
les y voudraient venir boire ou prendre chez eux en un *autre saison*
suivant leur besoin et leur nécessité présente. — Nous y avons
des buveurs en *toute saison*, qui, pour guérir par leur moyen, s'ex-
posent à toutes les injures du temps et à toutes les incommodités
de la vie. »

Aujourd'hui la saison des eaux, à cause de notre climat privilégié, commence le 1er mai et finit le 1er octobre. C'est du 15 juillet
au 20 août qu'on trouve ici le plus de monde. De cette habitude, il
résulte souvent un encombrement qui peut plaire à ceux qui aiment
la cohue et le bruit, mais qui évidemment est nuisible au calme
toujours si nécessaire aux véritables malades.

Peut-on prendre les eaux de Vals en *toute saison* ? A domicile,
oui ; à Vals, non. Nos hôtels ne sont pas tenus pendant l'hiver. Nous
espérons cependant que le propriétaire de l'hôtel du Louvre se fixera
définitivement dans notre pays et qu'il recevra les malades qui voudront prendre nos eaux même pendant l'hiver. Ainsi se réalisera
pour notre station thermale le vœu d'un grand nombre d'hydrologues qui soutiennent avec raison qu'un traitement, surtout interne,
peut sans inconvénient être suivi à n'importe *quelle époque de
l'année.* (1)

Il est d'observation que les habitants du nord et du centre de la
France relativement à Vals peuvent et doivent venir prendre nos
Eaux au commencement et à la fin de la *saison thermale,* que nous
avons arbitrairement limitée entre fin avril et fin septembre ; tandis
que ceux du midi de la France, habitués à de fortes chaleurs, doivent venir pendant les mois de juillet et d'août ; cette dernière
recommandation s'adresse encore aux malades qu'impressionne le
moindre abaissement de la température, et généralement à tous
ceux qui veulent prendre des bains et des douches d'une température élevée.

Il est encore d'observation que l'on doit choisir, de préférence,
les mois de mai, de juin et de septembre pour nous envoyer les
malades atteints de dyspepsies à forme irritative, de goutte, de maladies des voies urinaires, et réserver ceux qui sont atteints de dyspepsies à forme atonique, de chlorose, d'anémie, etc. pour les mois

(1) Il est bien entendu qu'on ne pourrait traiter à Vals, pendant la saison d'hiver, que les maladies qui ne réclament spécialement qu'un traitement interne,
comme seraient les cas de gravelle, de coliques néphrétiques, de calculs biliaires,
d'engorgements du foie, de dyspepsies, de vomissements, de goutte, etc. etc. Les
pratiques balnéothérapiques, en effet, s'accommoderaient mal d'une saison rigou-
reuse.

de juillet et d'août en admettant, bien entendu, que la marche des saisons est normale et régulière. Enfin, on pourra nous envoyer à toutes les époques de la saison thermale les affections du foie, de la rate et des organes urinaires.

Les mois de mai, de juin et de septembre sont les mois qui m'ont toujours paru les plus favorables pour prendre nos eaux. Pendant ces trois mois les malades éviteraient les embarras inséparables d'un concours trop nombreux ; ils trouveraient plus facilement une heure plus convenable pour prendre les bains, un logement plus confortable, des prix ordinairement plus modérés, etc.. J'engage donc nos honorables confrères à nous envoyer leurs malades dans ces trois mois, convaincu que je suis qu'ils n'auront jamais à se repentir de leur avoir donné ce conseil.

DURÉE DE LA SAISON.

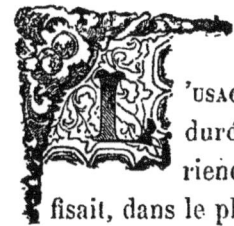

'USAGE a consacré le chiffre de 20 à 25 jours pour la durée d'un traitement ordinaire ; parce que l'expérience et l'observation ont prouvé que ce temps suffisait, dans le plus grand nombre de cas, pour amener une saturation de l'économie par le principe minéral. Mais, comme on doit bien le penser, il y a certaines maladies anciennes et profondes qu'on ne peut espérer de guérir en un espace de temps si court, et qui exigent un traitement prolongé. Dans ces cas, qui sont malheureusement trop fréquents, on a soin de conseiller aux malades d'interrompre de temps en temps l'emploi des eaux, ou de se reposer complétement pendant quelques jours avant de commencer une nouvelle saison.

On obtiendrait certainement des guérisons plus nombreuses et plus durables si les malades étaient moins impatients de partir. Mais, il en est bien peu qui consentent à demeurer au-delà des 25 jours rigoureusement nécessaires. On en voit même qui s'imaginent qu'ils peuvent retrancher quelques jours à la durée de leur traitement en prenant deux bains par jour et en se gorgeant d'eau minérale; et ce n'est qu'avec beaucoup de peine qu'on parvient à leur faire comprendre que par cela seul que nos eaux exercent une action altérante, douce et modérée, celle-ci doit être soutenue pendant quelques jours pour amener des résultats durables, et qu'on ne peut attendre les mêmes effets d'une action plus vive, mais passagère.

DE L'INTERVENTION MÉDICALE.

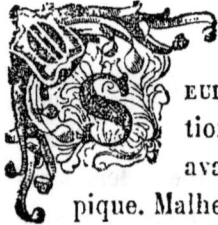

—

SEUL le médecin, qui a une habitude spéciale de l'action de nos eaux, doit être consulté; seul, il peut avantageusement manier la médication hydrothérapique. Malheureusement pour les malades, et même pour le crédit de cette médication, telle n'est pas la règle habituellement suivie. Par cela même que le médicament est à la portée de tout le monde, ou à peu près, tout le monde se croit en droit de l'appliquer à son usage ou à son profit. On est porté à le faire parce qu'on juge ce traitement inoffensif. *S'il ne fait pas de bien, se dit-on, il ne peut pas faire de mal.* C'est là une grande erreur, erreur qui peut entraîner à de graves conséquences. Je conjure nos confrères de bien faire comprendre aux malades qu'ils dirigent vers notre

Établissement thermal que nos eaux peuvent *exercer sur l'organisme une action puissante, très-utile quand elle est rationnellement cal-
culée, et très-nuisible quand on la provoque aveuglément, sans règle,
sans mesure.*

Il est d'observation que les eaux de Vals, plus que beaucoup d'autres, surtout dans certains états pathologiques, ont besoin d'être
maniées avec prudence et par des mains exercées.

En présence des réactions profondes, énergiques quelquefois,
quoique rarement violentes, que provoquent nos eaux, on est forcé
de reconnaître que *l'intervention médicale est indispensable* pour déterminer *l'utilité* et *l'opportunité* du traitement thermal, et pour en
diriger l'emploi. La lecture de cet article appellera sur les lèvres de
plusieurs malades un sourire moqueur; sourire qu'on pourrait
traduire par ce dicton bien connu : *vous êtes orfèvre M. Josse?* Qu'il
me soit permis de le dire et de le répéter, ce conseil est tout dans
l'intérêt des malades. En effet, les eaux de Vals ne sont pas sim-
ples, mais complexes ; elles peuvent se montrer tour à tour excitantes, sédatives, toniques, dérivatives, purgatives, altérantes, etc. ;
elles décentralisent les mouvements fluxionnaires, les spasmes ; elles
diminuent ou augmentent les parties selon qu'elles provoquent l'absorption ou qu'elles accroissent le travail nutritif ; elles activent
une foule de fonctions, les modifient de manières très - diverses et
souvent opposées, etc.. Les changements que nos eaux impriment
à l'organisme varient selon qu'on les donne à l'intérieur ou à l'extérieur, en boisson, en bains, en douches, en lavements, en injections, en affusions, etc. suivant les doses, la durée de leur application, leur température, selon qu'elles sont pures ou mêlées à d'autres substances.

Conclusion. Les eaux de Vals sont un moyen très-puissant et très-
énergique ; elles sont donc un instrument par fois dangereux quand
il est manié par des *mains inhabiles.* Les médecins et les malades
ne doivent jamais l'oublier.

HYGIÈNE DES MALADES PENDANT L'USAGE DES EAUX.

—◦◦◦◦◦◦—

Air. — Climat. — Distractions.

—

'AIR qui nous arrive des hauteurs de Mézilhac, tout imprégné de la douce et suave émanation des plantes et des fleurs qui croissent avec une véritable profusion le long de nos fraîches et alpestres vallées, est d'une pureté et d'une salubrité remarquables. Aussi, à peine arrivés à Vals, bien des malades comprennent-ils, d'instinct, que leur santé, chancelante ou compromise, ne peut manquer de se ranimer dans un lieu où circule un air libre et pur au milieu de frais et riants paysages où la vie jaillit partout avec tant de force et de puissance. Car, il faut en convenir, Vals ne possèderait-il pas ses eaux minérales, si riches et si puissantes, que la belle saison devrait nous amener des malades. N'avons-nous pas un ciel aussi beau, aussi pur, aussi lumineux que le ciel de l'Italie ? N'avons-nous pas d'aussi beaux sites que la Suisse ? Quel pays offre une plus admirable, une plus luxuriante végétation ? Où trouver plus de calme, plus de sérénité dans l'air ? Où chercher plus de curiosités naturelles groupées et comme pressées dans un espace si circonscrit ?

Aujourd'hui, tous les médecins savent que le système nerveux a d'autant plus de force et de puissance que les systèmes sanguin et musculaire ont moins d'énergie ; réveiller l'action des muscles par le mouvement, dériver vers la périphérie du corps la force

exubérante des grands centres est donc une indication qui se trouve
remplie par la promenade en plein air. Tronchin, Sénac, Tissot,
Wan'sieten, etc. et tous les grands médecins du siècle dernier
regardaient, avec raison, l'exercice comme le plus grand *diverticu-
lum* de la surexcitation nerveuse.

Cette influence d'un air pur, d'un heureux climat, d'un mouvement modéré est si bien constatée que baucoup de malades, et
même encore quelques médecins, croient pouvoir lui attribuer
toutes les guérisons obtenues aux sources thermales. C'est à dessein
que j'insiste sur ces avantages qui, de nos jours, comme dès la plus
haute antiquité, ont été regardés par les poètes et par les médecins
comme exerçant la plus salutaire influence sur la guérison des
maladies et des passions. En effet, c'est au cap d'Hymie, dans la
contrée la plus riante du Péloponèse, à Épidaure voisin de la mer,
à Trica, en Thessalie, aux monts neigeux d'où le regard plonge dans
la plaine, à Corona, sur le golfe de Messine, à Corinthe, sur la
source de Lherme, etc. que les peuples reconnaissants élevèrent
les premiers temples à Esculape, *devenu Dieu.*

Les scènes pénibles ne sont-elles pas toujours adoucies par le
charme des paysages ? Prométhée, captif sur un rocher désert,
oublie un moment ses souffrances à l'aspect des nuages, au souffle
des vents, au murmure infini des flots ; Ajax, en délire, avant de
se jeter sur son épée près du rivage de la mer, est rendu un instant
à lui-même par la splendeur du jour , par la beauté de la campagne
qui lui font regretter avec la vie le foyer paternel et le sol natal ;
la douce lumière répandue sur une prairie où bourdonne l'abeille
obscurcit les yeux d'Hippolyte mourant, et la fraîcheur du bois de
Diane repose l'esprit de ces déchirants adieux du fils de Thésée,
par lesquels le plus pathétique des poètes faisait songer à la mort
récente de Périclès.

Sans nul doute, on ne trouve pas encore à Vals, comme à Hombourg, Bade, Ems, Tœplitz, Vichy et même aux Pyrénées tout ce
que l'aristocratie européenne : l'église, l'armée, les arts, les sciences,
la fortune comptent d'illustrations. Aussi, dirons-nous à ceux qui
depuis longtemps sont pliés à toutes les exigences du luxe et à

toutes les mollesses de la civilisation allez à Vichy, à Ems, à Bade, à Hombourg, etc. Là vous trouverez toutes les habitudes des grandes cités. Mais à ceux qui, froissés par le contact des hommes et des choses, ont besoin de calme et d'oubli, nous dirons : venez vous retremper à l'air vivifiant et pur qu'on respire dans notre délicieuse vallée si pittoresque et si peu connue ; venez boire nos Eaux là où les sources les versent ; venez contempler et reproduire par le crayon les scènes grandioses et imposantes d'une contrée bouleversée par d'affreux cataclysmes, et dont aucune région du monde ne pourrait vous donner une idée ; « laissez-vous aller, autant que vous le pourrez aux impressions nouvelles qui vous attendent ; ne repoussez pas les distractions qui vont se présenter. Ouvrez surtout votre âme aux sensations que doit y réveiller la vue de tous ces beaux paysages : qui sait si le mal de l'esprit, si la souffrance de l'âme ne céderont pas en même temps que le mal du corps, que la douleur de vos organes. » *(Niépce)*

Loin de moi la pensée qu'il ne faut accorder aux malades aucune distraction, qui, je le reconnais volontiers, exercent sur la guérison des maladies, et des maladies nerveuses surtout, une influence salutaire en remédiant à cette fixité fâcheuse d'idées tristes qui absorbent généralement les malades. En effet, ce n'est pas seulement en s'occupant sans cesse de leur maladie et en ne pensant qu'à son mode de traitement que l'on hâte sa guérison ; on doit conserver, autant que possible, le calme de l'âme, et pour cela rejeter les affaires, oublier les chagrins, en se transportant dans un monde nouveau pour y mener une vie toute de mouvement. « Les malades, dit M. le docteur Bertrand, se trouvent tout à coup lancés dans un monde nouveau, au milieu d'une foule mouvante, inoccupée, exempte de soins, libre de devoirs, affranchie d'affaires, où chacun ne songe qu'à son rétablissement et travaille, sans s'en douter, au rétablissement des autres. On se voit, on s'encourage mutuellement en s'entretenant de ses maux ; il est si doux d'en parler à qui nous écoute ! Eh ! quel autre nous écouterait avec intérêt que celui qui souffre lui-même ? Que les heures qui s'écoulent dans de pareils entretiens se passent doucement ! Que de moments d'inquiétude et de découragement elles préviennent! »

Il ne faudrait cependant pas s'imaginer que notre petite ville n'offre aucune distraction aux nombreux buveurs qui nous arrivent de toutes les parties de la France. « Quand l'occasion de danser, de faire de la musique, de s'amuser enfin, dit M. O. de Valgorge, se présente la laisse-t-on échapper? L'hôtel du Louvre, comme l'hôtel de l'Europe ont un salon où se trouve un piano, un cercle où l'on peut lire, sans frais, les journaux du jour et plusieurs feuilles littéraires, un jardin où les dames se réunissent pour causer, pendant que ces messieurs se réunissent au café des hôtels pour faire une partie de billard, d'ombre, de whitz, de piquet, d'écarté, etc. etc.

Avec M. Ph. Hutin, je pense que les réunions charmantes qui se forment chaque soir dans les salons ont leur part d'action bienfaisante dans les mille moyens accessoires des eaux. Mais, comme mon honorable confrère, je dirai, « de grâce gardons-nous de l'abus, dont la frontière est si voisine, les couleurs si séduisantes et l'attrait si souvent vainqueur. Je conjure les baigneurs de se retirer de bonne heure, à dix heures le plus tard, d'éviter les fatigues de la danse, les excitations, les insomnies, les longues veilles, les poignantes émotions du jeu : tout est permis, tout est utile, dans les limites d'une sage modération, au-delà tout est proscrit, nuisible, déraisonnable. »

« La promenade, dit M. Roubaud, est une arme puissante de l'hygiène ; ici elle se propose un double but, elle constitue : 1° un exercice salutaire du corps ; 2° une distraction favorable à l'âme. Comme exercice corporel, la promenade ne doit amener ni sueur ni fatigue ; dans l'un et dans l'autre cas on distrait l'activité de l'organisme en faveur de la peau ou des muscles, et au grand détriment des reins qui sont le siége d'un travail lent, à la fois réparateur et excréteur. La promenade à pied sera surtout un adjuvant de la digestion soit de l'eau minérale soit des repas. Après l'ingestion de l'eau minérale l'exercice est presque une nécessité ; certains estomac la rejetteraient impitoyablement sans ce moyen salutaire et sûr, la promenade en voiture est aussi un exercice salutaire que nous ne saurions trop recommander, et nous y attachons une telle importance que nous avons consacré la première partie de la seconde édition de notre Guide pratique au recit des excursions qui peuvent en être le but.

Comme distraction morale, la promenade, soit à pied, soit en voiture, est une ressource importante dont il faut bien se garder de se priver. Il est, nous l'avons déjà dit, et nous ne saurions trop le répéter, utile d'éloigner les préoccupations que l'on apporte aux Eaux, et d'empêcher le moral de réagir sur le physique. Les promenades en commun, la visite des lieux pittoresques ou peuplés de souvenirs, atteignent admirablement ce but. Pendant les promenades, l'âme est distraite de sa rêverie par la causerie, tantôt enjouée, tantôt sérieuse; ou par le spectacle d'un site gracieux et charmant, ou par la vue de quelque ruine historique ou de quelque reste du passé.

SOMMEIL. — VEILLE.

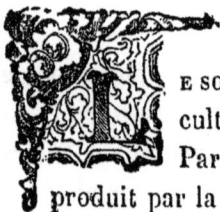

L e sommeil est le repos des organes des sens, des facultés intellectuelles et des mouvements volontaires. Par cette interruption, la nature répare l'épuisement produit par la fatigue et les souffrances.

Le sommeil, ce dieu du repos, sert, pour ainsi dire, de contrepoids à la douleur, puisque sous son influence salutaire, elle disparaît souvent. Ceci s'applique au sommeil naturel et modéré ; car, lorsqu'il est porté à l'excès, non-seulement il affaiblit le corps, mais encore il le rend lourd, pesant, lâche, disposé aux engorgements, à l'apoplexie. Il vaut donc infiniment mieux pour tout le monde se coucher de bonne heure, c'est-à-dire, faire du jour le jour et de la nuit la nuit. Tous les centenaires et ceux qui viennent très-vieux n'ont eu qu'un seul point de commun, c'est qu'ils se couchaient de bonne heure. Bien des médecins m'ont assuré que les malades qu'ils envoyaient dans les établissements thermaux où l'on donne, à profusion, des bals et des fêtes reviennent à moitié guéris, tandis que les malades qu'ils dirigent vers les établissements où l'on ne trouve que peu de distractions leur revenaient entièrement rétablis. Cela se conçoit : chez celui, chez celle qui veille, il s'allume chaque soir une petite fièvre, c'est-à-dire, une accélération du pouls, une excitation qui semble une nouvelle vie pour quelques-uns, et ceux-là ne croient vivre qu'alors. Allez près d'eux à leur réveil ; interrogez-les, et vous reconnaîtrez, aux malaises qu'ils éprouvent, les mauvais effets des veilles. Ainsi, les veilles énervent, produisent l'épuisement, irritent le système nerveux et donnent lieu à la longue série des maladies dont elles sont souvent la source.

« Dormir dans la journée est une très mauvaise habitude. Cette disposition, quand elle existe, est toujours due à la mollesse ou à une alimentation trop abondante. Le sommeil peut être cependant nécessaire aux personnes qui sont obligées de se lever de grand matin pour prendre des bains. Dans ce cas, il sera d'une heure au plus, vers une ou deux heures après midi. »   (Barthez).

Dans les pays méridionaux, c'est une coutume de prendre une ou deux heures de sommeil au milieu du jour, coutume presque commandée par l'élévation de la température ; et il y aurait peut-être inconvénient de ne pas continuer de s'y soumettre. Mais, à ceux qui n'ont pas contracté cette habitude, je conseille de ne pas s'y abandonner, le sommeil du jour rend le sang épais : il engourdit pour toute la journée, et il empêche le bon, le vrai sommeil, celui de la nuit, qui alors est interrompu, agité, peu réparateur. Il n'y a de bon sommeil que celui pris à l'heure où la nature en a fait une loi générale. On est étonné, après quelques jours de ce genre de vie, d'abord pénible, de se lever avec plaisir, de se trouver plus dispos, plus alerte, plus robuste, de sentir l'aiguillon pressant de l'appétit, et, ce qui est important de pouvoir s'y livrer, sans éprouver cette gêne, cette pesanteur qui vous faisait, quelques jours plus tôt, hésiter à donner à l'estomac des aliments dont il se souciait peu, et dont la digestion était toujours fort pénible. » *(Dubois)*

« Sur toute choses, disait, en 1657, A. Fabre, il faut se garder de dormir, et se défendre de sommeil qui ne manque jamais d'accabler après le dîner. — Pour cet effet, on a une très-bonne et agréable coutume, de se visiter après le dîner, de jouer et se divertir par l'entretien ou la danse modérée, sans trop d'application d'esprit, ni trop d'agitation de corps ; attendant qu'après un médiocre souper on puisse prendre à la fraîcheur la promenade, pour se retirer de bonne heure et se lever un peu matin pour prier Dieu et pour aller boire. »

Conclusion. En se couchant, entre neuf et dix heures du soir, et en se levant entre cinq et six du matin, on a donné au repos tout le temps nécessaire : plus long le sommeil n'est plus utile ; il peut même être nuisible.

Quoique bons, les lits à Vals ne pêchent pas par un excès de mollesse — J'ai, comme mon confrère Dubois, de Vichy, souvent entendu les malades s'en plaindre ; mais ils ont tort, un coucher quelque peu dur est préférable pour la santé ; il est même nécessaire dans certaines maladies ; et s'y accoutumer, par l'usage habituel, ne peut être qu'une coutume bonne et favorable pour éviter un grand nombre d'affections.

RÉGIME ALIMENTAIRE.

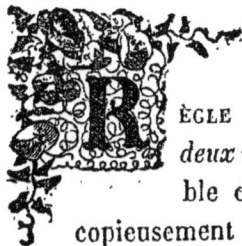

ÈGLE *générale, on mange beaucoup trop à Vals, pour deux raisons principales :* la première c'est que la table des hôtels du Louvre et de l'Europe est trop copieusement et trop délicatement servie et qu'on y reste beaucoup trop de temps ; la seconde, c'est que le premier effet de nos eaux est de provoquer un surcroît d'appétit. En effet, un appétit assez vif se prononce souvent au bout de quelques jours, et les malades s'y laissent d'autant plus facilement aller qu'ils le regardent comme un commencement d'amélioration. Il est bon de les mettre en garde de ce côté : car cet appétit est souvent artificiel, factice ; il résulte de la stimulation gastrique imprimée par les eaux, et si on le satisfait complétement les indigestions ne manquent point de survenir ; car l'estomac, on peut le dire, a plus de désirs que de puissance. « Alors, dit M. Dubois, on accuse les eaux, on leur reproche leur inefficacité, sans jamais vouloir s'avouer qu'on a tout fait pour les rendre inutiles. Celui au contraire qui n'abuse pas de son appétit, mais qui se modère dans ce qu'il a d'excessif, permet à son estomac de ne pas user toute l'énergie qu'il acquiert ; il *emmagasine*, pour ainsi dire, et il conserve pour plus tard toutes les forces qu'il a su ménager, et dont tous les organes, toute l'économie peuvent alors profiter. *Modération dans la quantité des aliments ingérés, telle est la première règle à suivre pour le régime.* »

En général ce régime consiste en des aliments tendres et de facile digestion : comme l'agneau, le mouton, le bœuf, le veau, (1) les jeunes volailles, le lapin, le canard, le pigeon, la truite de nos rivières, les œufs frais à la coque, les épinards, la chicorée, la laitue,

---

(1) A Vals le veau est assez généralement amené trop jeune sur le marché ; et n'est alors qu'un aliment plutôt débilitant que réparateur.

la carotte, les réceptacles d'artichauts, les choux-fleurs, les pommes de terre, les pois, les haricots verts, les fruits sucrés et fondants ; le raisin, l'abricot, la figue, la reine-claude etc. Les viandes seront bouillies ou rôties ; plutôt rôties ou grillées que bouillies ; car rôties ou grillées, elles sont plus nourrissantes et beaucoup plus digestibles. Les légumes doivent être de préférence préparés au gras, principalement au jus ; on peut les accommoder aussi à la crème ou les *sauter* au beurre frais.

« Il est bon, il est même nécessaire, de varier, d'user par portions égales des aliments pris dans les deux règnes, animal et végétal ; d'habituer l'estomac à une variété de mets qui excite l'appétit et prévient la prédominance dans le sang de tels ou tels principes qui favorisent le développement des diathèses morbides. Il y a là, — *il ne faut jamais l'oublier*, — des indications que le malade peut seul étudier et connaître. Les caprices de l'estomac sont infinis : telle substance d'une facile digestion pour tout le monde est invinciblement refusée par lui, tandis que d'autres, reconnues pour indigestes, sont désirées et parfaitement supportées. C'est au malade à étudier ce qu'il peut attendre de chaque espèce d'aliment, et à éviter tout ce qui peut entraver une bonne digestion. » (*Dubois*).

Tous les mets doivent être préparés de la manière la plus simple, sans y faire entrer d'épices d'aucune espèce, et sans les accompagner de sauces qui généralement sont excitantes. Les mets le moins savamment préparés, sont les meilleurs et ceux qu'on digère le mieux ; ceux enfin qui produisent un chyle de bonne qualité ; le seul qui puisse promptement réparer les forces.

Il faut exclure de la table des buveurs les viandes salées, les viandes noires et trop faisandées, les poissons salés et fumés, les fritures trop grasses, les pâtisseries lourdes, les légumes secs, l'oseille, l'oignon, la courge, le concombre, le fromage acide ou fort, car leur digestion est pénible, laborieuse, flatulente etc., et ne produit qu'un chyle mal élaboré. Il ne faut jamais manger de la salade à cause du vinaigre qui entre dans sa composition. Il faut se priver, avec le plus grand soin, de tous les fruits acides ou de mauvaise qualité. Il faut se passer de café, à moins d'une grande habitude, encore faut-il le prendre très léger et sans eau-de-vie. On remplace le café par le tilleul, le thé, etc. Il faut à table mélanger le vin, dans des proportions convenables, avec l'eau de la Marie ou de la St-Jean.

Quelques malades doivent s'abstenir de certains aliments, même de facile digestion. C'est ainsi, dit M. Dubois, que malgré un goût prononcé pour les substances féculentes et malgré leur digestion facile, le diabètique doit s'en priver rigoureusement. Celui qui a le sang appauvri ne choisira que des aliments réparateurs; celui qui est sous l'influence de la diathèse urique ou goutteuse s'abstiendra d'aliments trop azotés. »

Contrairement à ce qui se fait ici, il est de la dernière importance que le repas du soir soit moindre que celui du matin, afin que le premier verre d'eau que boit le malade soit ingéré dans un estomac vide, et que cet organe ait repris toutes ses forces digestives.

« Résumons ce long chapitre, auquel nous avons tant donné de développement parce que, pour nous, le régime alimentaire est essentiel pour la guérison des malades, et que de la sévérité ou de la négligence qu'on met à le suivre doit *sortir le bon ou le mauvais résultat de la cure thermale.*

« Mesure extrême dans la quantité des aliments. Il y a moins d'inconvénients à rester au-dessous qu'à dépasser la quantité que l'estomac peut digérer utilement. Choix des aliments selon la maladie, la constitution, le tempérament du sujet; pas de proscriptions inutiles, mais sévérité pour celles qui sont indiquées. Laisser l'estomac en repos autant que possible, et pour cela, en dehors de deux repas nécessaires et des eaux minérales prescrites, s'abstenir de tout ce qui, sans ajouter aux chances de guérison, peut avoir des inconvénients même légers. »   (Dubois).

VÊTEMENTS.

« Beaucoup de malades, venant à Vals au moment de la saison la plus chaude, négligent d'apporter des vêtements de laine; ils sont souvent punis de cette négligence par des douleurs, par des rhumes dus à un abaissement subit de la température. De là souvent une interruption forcée du traitement et une perte de temps regrettable. A quelque époque que l'on vienne, il faut se munir de vêtements d'hiver qui sont indispensables quand on prend son bain le matin, de très bonne heure.

Il peut paraître puéril de recommander aux malades d'avoir de bonnes chaussures qui préservent les pieds du froid et de l'humidité ; mais c'est aux dames surtout que j'adresse cette recommandation. Combien n'y en a t-il pas qui ont toujours froid aux extrémités, et qui éprouvent, par suite, de violentes coliques, des douleurs utérines, des leucorrhées, des affections névralgiques diverses, dont elles pourraient se préserver par plus de soins dans cette partie de l'habillement ! On ne peut s'imaginer le nombre des maladies qui affecte ce sexe délicat et qui ne sont dues qu'à des négligences dans l'hygiène ; qu'à un assujettissement trop servile aux despotiques exigences de la mode. Il faudrait un volume pour expliquer toutes ces causes de maladie et les moyens de s'en préserver. C'est au médecin à suppléer à tout ce que je ne puis dire ; il n'entrera jamais dans trop de détail : la minutie est presque un devoir ; seulement il n'est pas certain qu'on suive ses conseils bien exactement : la *mode et l'usage passeront avant l'expérience.* »   (*Dubois*).

APRÈS LA SAISON.

—

Départ. — Retour aux Eaux. — Soins consécutifs.

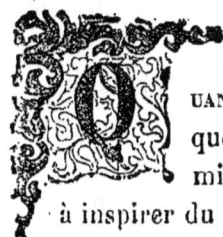

UAND on a suivi la cure thermale, assure l'auteur que nous venons de citer, pendant le temps déterminé par le médecin ; quand la boisson commence à inspirer du dégoût et qu'après le bain on éprouve un sentiment de fatigue, il est temps de s'arrêter et de penser au départ, mais non pas sans avoir fait à son médecin une dernière visite, qui est d'une grande importance. En effet, il est bon de constater la différence qui existe entre l'état des organes au moment de l'arrivée et après avoir achevé le traitement thermal. Il faut passer en revue toutes les fonctions, voir les améliorations obtenues, ce que l'on peut encore désirer, et indiquer les moyens propres à conserver et à augmenter les bons effets dus à la cure. Trop souvent les malades négligent cette dernière consultation, et ils ont tort. Le confrère appelé à continuer les soins est toujours heureux de s'appuyer sur l'expérience acquise par le médecin des Eaux dans le traitement des maladies chroniques, si souvent tenaces et rebelles. Par son examen attentif, par l'effet même des eaux, celui-ci a pu souvent mieux connaître la nature de la maladie, et comme conséquence, mieux indiquer un traitement approprié. La consultation qu'il remet au malade doit être communiquée au médecin ordinaire, qui pourra souvent la modifier utilement, selon la circonstance. Car, si nous pouvons indiquer d'une manière à peu près certaine la marche que suivra la maladie, quand elle existe encore, et les moyens de l'arrêter complétement ou d'en prévenir le retour lors qu'elle est guérie, il y a mille circonstances imprévues, fortuites, qui viendront contre-indiquer ces moyens, et forcer soit à les cesser, soit à en modifier l'emploi. Souvent même il serait bon, — comme nous vous l'avons écrit — qu'une correspondance s'établit entre les deux médecins. Ce serait le moyen de marcher dans une voie plus certaine ; et il en résulterait ce grand avantage, c'est que le médecin des Eaux, lors du retour du malade, à la saison suivante, tenu au courant de tout ce qui s'est passé dans l'intervalle, serait plus à même de diriger le traitement thermal. Car, il ne faut pas se le dissimuler, le retour aux Eaux est presque toujours indispensable. Il est rare, quand il y a une maladie bien caractérisée, qu'une seule *saison* suffise pour l'enlever. On n'est pas guéri d'un diabète parce qu'il n'y a plus de sucre dans les urines. La gravelle et la goutte ne sont pas guéries, mais seulement atténuées, quand on a évité quelques accès et quand, pendant même plusieurs mois l'urine n'a pas présenté d'acide urique ; il en est de même des calculs hépatiques, des congestions du foie et de la rate, etc. etc..

Si vous avez retiré de la cure tout le bien que vous pouvez espérer, revenez au moins une fois, non pas comme quelques-uns le disent, par pure reconnaissance mais parce qu'une seconde *cure (traitement)* est nécessaire pour consolider l'amélioration et prévenir le retour des accidents passés. Si l'amélioration n'a été que relative, ou si elle ne s'est pas fait sentir d'une manière appréciable, revenez encore, et très probablement, cette fois, vous verrez la position se dessiner nettement, et vous retirerez de cette seconde cure tous les fruits que vous pouvez souhaiter.

Nous entendons quelquefois les malades se plaindre que l'amélioration a été fugace et que les accidents sont revenus avec une intensité plus grande. « les *eaux m'ont fait mal,* » disent-il ! Non ; quand les eaux doivent faire mal, c'est pendant leur usage que le mauvais effet se déclare. Si, après le départ, de nouvaux symptômes se manifestent, ce n'est pas aux eaux qu'il faut les attribuer, mais presque toujours au malade lui-même. Si les eaux, prises avec modération, avec méthode, n'ont produit pendant la cure aucun effet appréciable, comment croire que leur effet sera marqué au point d'aggraver le mal, quand on en aura cessé l'emploi ? Les malades qui s'observent avec soin conviennent qu'alors même que la maladie ne paraît pas diminuée, ils éprouvent un mieux évident sur l'ensemble de l'économie.

Les malades qui, de retour chez eux, se trouvent dans les mêmes conditions hygiéniques qui ont produit la maladie, peuvent-ils s'étonner si elle éclate de nouveau ? Les mêmes causes ne doivent-elles pas amener les mêmes effets, et peut-on reprocher aux eaux d'avoir fait mal, quand on s'expose par une mauvaise hygiène à détruire le bien qu'elles avaient produit ? Il est presque toujours nécessaire de continuer le traitement pendant l'intervalle d'une saison à l'autre ; les bains alcalins, l'eau en boisson, sont presque toujours prescrits, mais il est surtout nécessaire de suivre avec rigueur le traitement hygiénique tracé par le médecin. Habitation, régime alimentaire, exercices variés, tout doit être choisi, pesé, calculé ; tout écart aura pour résultat fatal de ramener la maladie antérieure. Croit-on que le goutteux qui se livrera à la bonne chère, qui ne fera pas un exercice proportionné à la quantité d'aliment qu'il prend, ne sera pas atteint de nouveaux accès de goutte ? Croit-on que l'homme de cabinet, enfermé toute la journée, livré à un travail sédentaire, préoccupé de ses travaux intellectuels ou des soucis d'affaires, énervé par la température élevée dont il s'entoure, ne verra pas bientôt revenir tous les symptômes de la dyspepsie qui lui faisait la vie si pénible ?

Ce ne sont pas les médicaments qui peuvent empêcher des retours ; c'est la soumission à une hygiène bien entendue, et il faut le dire, parce que cela est vrai, c'est la chose dont se préoccupent le moins les malades. « mais c'est un assujettissement continuel ; disent-ils : s'il faut toujours se soigner, ce n'est pas vivre ! » Aimez-vous mieux être malades ? C'est votre affaire : mais comptez bien qu'un médecin, si habile qu'il soit, ne pourra, en usant ou en abusant de toutes les ressources thérapeutiques, remplacer les prescriptions hygiéniques, désagréables, pénibles même au début, mais que l'habitude rend bientôt très douces et très faciles à remplir.

FIN.

TABLE DES MATIÈRES.

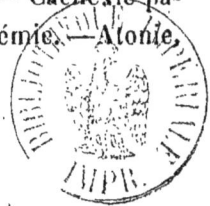

Aubenas, imprimerie Cheynet.

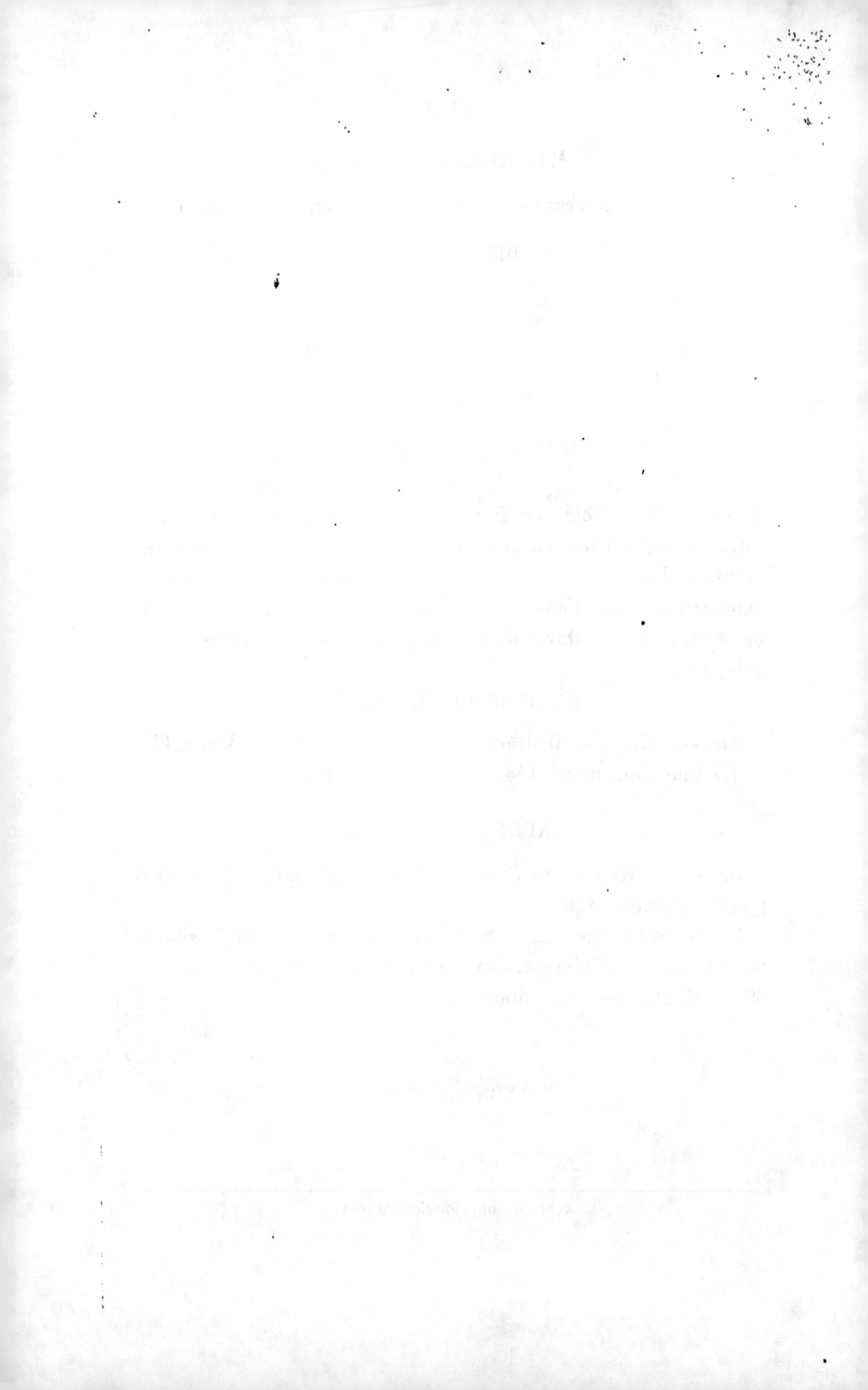

www.ingramcontent.com/pod-product-compliance
Lightning Source LLC
Chambersburg PA
CBHW071853200326
41519CB00016B/4361